医患之间

易学明　著

东南大学出版社
·南京·

图书在版编目(CIP)数据

医患之间/易学明著. —南京:东南大学出版社,2012.6

ISBN 978-7-5641-3435-8

Ⅰ.①医… Ⅱ.①易… Ⅲ.①医院-人际关系-研究 Ⅳ.①R197.322

中国版本图书馆 CIP 数据核字(2012)第 079317 号

医患之间

著　　者:易学明
出版发行:东南大学出版社
出 版 人:江建中
社　　址:南京四牌楼 2 号　邮编 210096
电　　话:(025)83793330　(025)83362442(传真)
网　　址:http://www.seupress.com
经　　销:全国各地新华书店
印　　刷:兴化印刷有限责任公司
开　　本:700 mm×1 000 mm　1/16
印　　张:11.25
字　　数:214 千字
版　　次:2012 年 6 月第 1 版　2012 年 6 月第 1 次印刷
书　　号:ISBN 978-7-5641-3435-8
定　　价:28.00 元

本社图书若有印装质量问题,请直接向读者服务部联系。
电话(传真):025-83791830

《大医学术文库》编委会名单

（排名不分先后）

序 言

从中国古代的“医乃仁术”、“大医精诚”，到现今的“以人为本”、“以患者为中心”，无不折射出医患关系的伦理道德本质。“医”是以“患”的存在为前提的，医生的本质在于为患者除患。如果没有了患者，医生作为一项技术和职业，就没有存在的必要了。另一个方面，患者也离不开医生。人生下来见到的第一个人多数不是他的母亲而是医生，陪伴患者死亡的也多是医生。而且患者得了病就要去找医生，希望医生提供良好的治疗方案，帮助他恢复健康。所以，医患关系是一种共生共存、密不可分的相互依赖关系。

近年来，随着社会经济的发展和社会主义市场经济体制的建立，医疗卫生领域如同现代社会其他领域一样，也在进行着一场巨大的变革，承受着体制转换所带来的种种无序与失衡，其主要表现之一就是医患关系日趋紧张，医患矛盾日益突出，由此所引发的医疗纠纷日益增多。“医院暴力事件”、“天价医药费”、“医闹”、“妖魔化医生”、“看病难、看病贵”、“医生拿提成”、“吃回扣”等频频发生，一例例医患纠纷再次叩问医患关系。于是就出现做医生难，做患者更难，使医患之间的关系由和谐逐步走向不和谐，甚至引发无端冲突。

那么，医患关系何以剑拔弩张、箭在弦上呢？原因很复杂。其中既有医患双方的原因，更有深层次的经济和社会根源。而医院作为直接面向百姓的窗口行业，很容易成为社会矛盾喷发的“火山口”。尤其是医护人员身处“前沿阵地”，往往代“体制”受过，成为被无辜伤害的对象。因此，只有加快推进医药卫生体制改革，早日实现“病者有其医”，让人民群众得实惠，让医务人员受鼓舞，医患关系的坚冰才能化作春水。

医患关系如同其他社会人际关系一样，存在一定的不协调是正常的，但是，我们认为由于医患双方根本目的和利益的一致性，医患关系必然会沿着和谐—不和谐—和谐的轨迹前进。当前存在的某些不够和谐的医患关系，是医患关系发展演变过程中的一个阶段。在当今中国，正在大力推进和谐社会进程，建立和谐的医患关系是和谐社会中的一个重要方面。因此，研究当前的医患关系，以最大限度增加和谐因素，最大限度减少不和谐因素，对推动和谐社会建设，具有深远的影响和重要的意义。

缓解医患之间的矛盾，使医患关系重建和谐，需要社会、院方、患方、媒体等多方的努力。构建和谐医患关系，符合人类社会历史发展的规律，也是具体落实中央提出的以人为本、全面协调、可持续的科学发展观和构建和谐社会的重要举措。构建和谐医患关系，有利于实现医患双赢的局面。医方关心患者、实行人道主义，在患者当中建立良好的信用，不仅能为自己赢得更多的病员，而且还能使医疗技术得以更好地发挥；患者尊重医生的人格，尊重医生的劳动，积极与医生配合，敢于承担一定的风险，使得自己的病情能得到全面的关爱治疗，就可以避免因紧张、不和谐的医患关系所造成的身心痛苦与经济损失。毕竟，医患之间，和则两利，伤则两害。

有疾病，就有患者；有患者，就有医生。这是一种相伴相生、互相依存的过程，医患双方就这样被牢牢地拴在一起，不断发展。于是，人们期盼医患双方在全社会方方面面的不断努力下，携手并进，共同托起健康和生命的希望！

在本书的写作过程中，作者借鉴了大量相关文献。在此感谢相关资料文献的作者，正是相关文献的观点和研究成果，支持了本书的写作，并丰富了本书的内容！

作者

2012 年 5 月

目 录

不应是个“问题”——医患本是共同体

不幸成为“问题”——医患纠纷

到底是什么“问题”——医患双方有话要说

是谁制造了“问题”——不仅是对医患双方的拷问

怎样解决“问题”——沟通、责任、选择和共建

不应是个“问题”

——医患本是共同体

有疾病，就有患者；有患者，就有医生……。医生和患者原本就是一对最好的协同体。没有了患者，医生就失去了存在的价值；离开了医生，患者的健康就无法得到保障。医患双方，应该是同一战壕的战友，同舟共济，同心协力，共同面对疾病。两者不应该敌视，也没理由敌视。

疾病——人类共同的敌人

一、人类的历史就是疾病增加的历史

人类历史就是一部与各种病原体作斗争的历史，在人类进化和寻求生存发展的漫长历史进程中，也从未放弃过本能的抵抗。日本京都大学教授山本太郎说："人类的历史就是疾病增加的历史"，这已成为对"人类历史与疾病"感兴趣的人的共识。

在以狩猎、采集野果为生的原始社会，引发疾病的病原体和环境因素要比现代社会少得多。毫无疑问，引起癌症和循环系统疾病的环境因素，也远比现代少。

可以说，农田耕作的开始，是使人类所患的疾病增加的历史性重大事件。通过增加农田单位面积的产量，而提高了土地对人口的支撑力，并导致了人口规模的扩大。

剩余的农作物，又使饲养家畜成为可能。饲养家畜的开始，又导致了微生物从动物向人类的传播。比如，天花原本是牛的传染病，麻疹病毒是犬的瘟热病毒变异，流行性感冒是同猪有着密切关系的疾病。这些传染病，都是通过人与家畜等频繁接触，才在人类中间流行开来的。

人口规模的扩大，也为疾病持续流行提供了适宜的土壤。要使由人到人传播的传染病，在集团内反复流行，就需要有一定密度的人口。以麻疹为例，据说要使麻疹在集团内反复流行，就需要 50 万人口密度来维持。如果人口密度不到 50 万，那么在所有的人都感染后，流行性就会结束。业已感染的人或者死亡，或者恢复后获得免疫力，两者必居其一。

从医学角度而言，疾病是与生俱来的，特别是传染病的发生与流行，是会经常出现的。

（一）雅典瘟疫：翻开了瘟疫的编年史

直到今天，没有人知道这场发生在 2400 多年以前的瘟疫从何而来，但可以确定的是，这场瘟疫几乎摧毁了当时的整个雅典。在那一年多的时间里，雅典的市民们每天生活在噩梦之中，平时强壮健康的年轻人会突然发高烧，咽喉和舌头充血，并发有异常恶臭的气味。另一些不幸的患者连续打喷嚏,声音嘶哑,因强烈的咳嗽而胸部疼痛。疾病像恶魔一样席卷整个城市,任何口服、外敷的药物,都无济于事。最后,连医生也被感染。人们"像羊群一样地死亡着"。由于死的人太多,尸体躺在地上无人埋葬,鸟兽吃了尸体的肉也跟着死亡,以至"吃肉的鸟类完全绝迹……"。从此,人类遭遇瘟疫的编年史,从这里开始。

(二) 流感:魔鬼的入侵

早在公元前 412 年的古希腊时期,希波克拉底就已经记述了类似流感的疾病。到了 19 世纪,德国医学地理学家 Hirsch 详细列表记述了自公元 1173 年以来的历次类似流感的流行病爆发情况。明显由流行性感冒引起的第一次流行病,发生在 1510 年的英国。自此以后,文献记载了 31 次流感大流行。其中 1742 年至 1743 年,由流行性感冒引起的流行病曾涉及 90%的东欧人。当时,曾对流感一无所知的人们,误以为这种病是上帝的惩罚。今天,科学已经证明流感是病毒感染所致,是可以治好的,但这个名称一直沿用下来。

(三) 鼠疫:肆虐中世纪数百年的死神

"我的天哪!大街上没有人走动,景象一片凄惨。许多人病倒在街头。我遇到的每个人都对我说,某某病了,某某死了……"。这就是文学家记录下的中世纪鼠疫流行时的欧洲。历史上首次鼠疫大流行,发生于公元 6 世纪,起源于中东,几乎殃及当时所有著名国家。这次流行疫情持续了五六十年,大流行期每天死亡万人,死亡总数近一亿人。据记载,许多无辜者被指控传播鼠疫,而被恐慌的民众处死,直到几个月后一场大火(史称伦敦大火灾),烧毁了伦敦的大部分建筑,老鼠从此也销声匿迹,鼠疫流行随之平息。这次鼠疫大流行,就是历史上称为"黑死病"的那一次。

(四) 天花:又一死神的降临

另一种恐怖程度可与鼠疫相比的传染病,就是天花。古代世界上大约 60%的人口受到了天花的威胁,1/4 的感染者死亡,大多数幸存者会失明或留下瘢痕。幸运的是天花已被人类彻底消灭,成了第一种、也是至今唯一被消灭的一种传染病。天花危害人类的历史,可能比鼠疫还要久远,据传在 3000 多年前起源于印度或埃及。从古埃及法老拉米西斯五世等的木乃伊上,可以发现天花留下的瘢痕。

(五) 霍乱:人类疾病理论研究的开端

霍乱,曾经被描述为"摧毁地球的最可怕的瘟疫之一"。这种叫做霍乱孤菌的细菌，通常是通过不洁的饮用水传播，它能够寄存在肉类、牛奶和苹果等食物中数天。对于19世纪初的人类来说，这种可怕瘟疫的发生、传播和控制，都是一个谜。当患者从肠痉挛到腹泻，到呕吐、发热，在几天甚至几小时之后面临死亡时，人们能够感受到的，除了恐惧，还是恐惧。1832年霍乱在英国平息后，人类对疾病理论的研究，就从这次灾难后开始了漫长的征程。

(六) 狂犬病:奠定现代免疫学的基础

关于狂犬病的记载，我国古已有之。《左传》曾有驱赶病犬，以预防狂犬病的记载。晋代葛洪《肘后备急方》记有:“凡狂犬咬人，七日一发，过三十七日不发，则脱也，要过百日乃为大免耳。”隋代《诸病源候论》对狂犬病的潜伏期及临床症状治疗，都有详细的论述。虽然古人很早就对狂犬病有了初步的认识，但在狂犬病防治方面取得突破的，却是近代的科学家，其中尤以法国微生物学家巴斯德所作的贡献居多。19世纪时，狂犬病每年都要夺走数以百计的法国人性命，为此，巴斯德从1880年开始研究如何对付狂犬病。巴斯德的人工免疫法，为现代免疫学奠定了强有力的基础。

(七) 结核病:惨白色的瘟神

人类进入工业革命时代，结核病曾夺去了格外多的生命，以至于被人们称为白色瘟疫。“白色瘟疫”这个词是指患者脸色苍白，并将它与5个世纪前席卷欧洲的黑死病瘟疫区分开。结核病患者逐渐消瘦，遭受的痛苦正如这种疾病的俗称——“痨病”所表示的那样。在19世纪，大多数人都曾被这种缓慢而无情的疾病，夺取众多亲人和朋友。有人说，肺结核是艺术家的疾病。因为肖邦、拜伦、卡夫卡、劳伦斯以及中国的郁达夫，都患有肺结核。在19世纪，甚至到了20世纪的1945年，特效药链霉素等重要药物发明之前，该病都是不治之症。

(八) 西班牙流感:可怕的“西班牙女士”

“西班牙流感”也被称作“西班牙女士”，不过它却是有些名不副实。首先，它似乎并不是从西班牙起源的。其次，这场流感绝对没有它的名称那样温柔。现有的医学资料表明，“西班牙流感”最早出现在美国一个军营。一天午餐前，一位士兵感到发热、咽喉痛和头痛，就去部队的医院看病，医生认为他患了普通的感冒。然而，接下来的情况出人意料:到了中午，100多名士兵都出现了相似的症状。几天以后，这个军营里已经有了500名以上的“感冒”患者。随后，流感传到了西班牙，总共造成800万西班牙人死亡。这次流感，于是就得名“西班牙流感”。

(九) SARS:病毒不典型的病毒

2003年2月，世界卫生组织(WHO)将其命名为严重急性呼吸道综合征。截止2003年5月10日，累计有33个国家和地区，共计有7296例SARS病例，其中死亡526例。这种急性呼吸道传染病的凶险性，立即引起了世界各国卫生部门的高度重视，WHO向全球发出“非典”警报，这是WHO近10年来首次发布有关传染病的警报，10个国家和地区的13个实验室，立即召集各类专家潜心研究，并同WHO密切合作。[1]

一系列新的传染病，猝不及防地骤然而至，似乎在告诉人们，科技在进步，新的疾病也在不断被发现。纵观医学发展史，人类已不止一次地面临瘟疫的灾难，而每一次同大自然的抗争中，人类都付出了沉重的代价。尽管在科技快速发展的今天，人类已经处于上峰，但人类同疾病的斗争将永无止境。

二、人类同疾病的斗争永无止境

人类从起源、诞生之日起，就始终在与疾病作斗争。在各种疾病中，最容易让人们产生恐慌的是大范围灾难性疾病。然而，人类从未因为某种疾病的存在而惶惶不可终日。在人类的不懈努力下，一些灾难性疾病最终被人类攻克并消灭。如人类消灭了天花，战胜了鼠疫，降伏了麻风，攻克了白喉。其法宝是抗生素和疫苗的问世，已使伤寒等多种传染病，不再是不治之症。人类同各种疾病的斗争，从来就没有停止过。

早在我国的明代，人们在害怕天花之时，就发现得过天花病的人，不会再次受到感染。明代隆庆年间(1567～1572)，有人用种“人痘”的方法，即将痊愈后的天花患者身上的痂皮，研成粉末，吹进健康儿童的鼻腔，用以预防天花。18世纪末期，英国一位乡村医生爱德华·琴纳研究了中国的这一做法，并且进一步发现，英国乡村一些挤奶工的手上常常有牛痘，而有牛痘者全都没有患上天花。爱德华·琴纳受此启发，1796年，他为一名8岁男孩接种了牛痘，此后这个男孩再没有患过天花。这也是人类通过意识预防接种来控制传染病的首次科学实验。1801年，接种牛痘的技术在欧洲许多国家推广开来。到1961年，全世界得天花的人数已经降到了1000多万。这一年，世界卫生组织发起了消灭天花运动。1977年，20世纪最后一次天花流行发生在索马里。之后，人类完全消灭了天花病毒，过去关于天花的各种危言耸听的言论随之烟消云散。

科学的防控手段，是战胜疾病的重要法宝。事实上，从19世纪开始，人类战胜各种传染病的进程，一直呈加速度的发展。在爱德华·琴纳研究的基础上，人类逐渐发现了自身的免疫系统，建立了免疫学。特别是多种疫苗的研制成功，为人类与病魔斗争提供了强有力的武器。1885年，狂犬病疫苗的发现以及1890年治疗白喉抗毒素的问世，为人类迎来了20世纪大规模战胜疾病的曙光。1921年，预防结核病的卡介苗脱颖而出。1928年，世界上第一种抗生素即青霉素应用于治疗。同年，一种治疗百日咳的疫苗诞生。到了70年代，人类征服传染病的成就已达到了一个前所未有的顶峰，天花和脊髓灰质炎相继得到有效控制，乙型肝炎疫苗培育成功，不少长期肆虐的传染病得到了有效的遏制。随着医疗条件的改善，如今的疾病尤其是传染病的死亡人数一直在下降，一种疾病一下吞噬数千万人生命的时代几乎一去不复返了。

据中国药品生物制品检定所透露，目前收载在《中国生物制品规程》中具有国家标准的人用疫苗共37种。疫苗的应用，已使多种传染病在全球范围内得到有效控制。到目前为止，人类已经利用疫苗控制了天花、百日咳、白喉、破伤风、脊髓灰质炎等多种疾病。在这些疫苗中，以预防单一疾病的疫苗为主，随着疫苗种类的增多，注射一个品种可预防多种疾病的联合疫苗，也开始崭露头角。如大家俗称的麻风腮疫苗，就是一种将麻疹、风疹、腮腺炎三大危害儿童身体健康的疾病一网打尽的联合疫苗。

当然，即使科技发达的今天，仍然还有灾难性疾病的出现，但人类在与病魔的斗争中早已占据上风，有效、科学的预防控制手段是人们战胜疾病的又一法宝。20世纪80年代开始，疯牛病不断骚扰人类。这种牛群中的传染病，由“脑病毒蛋白”引发，其最早危害人类的病例发生在英国。据称，人在吃了被感染的病牛肉后，可能感染这种疾病。患者发生脑萎缩，脑组织呈现“海绵状”。此时，患者会发生各种各样的症状，常见的有头晕、头痛、疲乏、精神萎靡、理解与记忆力减退，直至出现偏瘫、失语、昏迷等。一些专家甚至估计，英国经由疯牛病感染这种被称为新型克雅氏症的人数，可能高达50万。电视台也不断播放患者痛苦的表情，引起了人们的极大恐慌。一时间，有关疯牛病危害的猜测充斥欧洲各大媒体，英国甚至法国的牛肉无人问津。与牛肉相关的产品销量也一落千丈。然而，90年代因基因技术的运用，病因很快被确定。因此，各国在采取严格宰杀感染牛群等必要措施后，这种病很快就得到了控制。至20世纪末，英国实际确诊的新型克雅氏症患者只有55人。欧洲人对于牛肉的心理障碍大大减轻。

1995年初，在非洲中部扎伊尔(现为刚果民主共和国)暴发了一种可怕的传染病。人们只要被传染上，20天内就会出现发热、头痛、咽喉疼痛，然后是呕吐、腹痛、腹泻；发病后的两周内，病毒外溢，导致人体内外出血，血液凝固，组织坏死，很快遍及全身各个器官，患者最终因耳、眼、口及皮肤大量出血而死，死亡率在50%～90%之间。因为该病暴发流行的疫区在埃博拉河流域，所以人们给这种病起名为“埃博拉”。由于埃博拉来势凶猛，又无特效药物，在极短时间内可导致数百人死亡，并有进一步扩散的迹象，于是世界卫生组织动员了大量的人力、物力，设立报警站，成立抢救中心，切断传染源区与外界的一切交通联系，并将已经在欧洲出现的病例，隔离在医院内，而且对于患者的家属和其他可能接触过患者的人都实施有效隔离，并加强观测，最终控制住了疫情。这一切，仅用了几个月时间。[2]

人类在与“非典”的较量中，反应速度也较过去大为提高。中国、美国和加拿大等国科研人员，在很短时间内就确定了导致“非典”的冠状病毒，并绘制了基因图谱，开发出了检测仪器，从而为有效地控制该病创造了有利条件。另据报道，由于采用毒标灭活提取法等先进技术，我国上海的科研人员在数月内就研制出“非典”疫苗。这在十几年前是难以想象的。因为过去研发新药所需时间，从实验、临床到投产，往往需要8到12年的时间。而随着基因技术以及毒标灭活提取法等新技术的应用，这一进程极大地缩短了。

科学上的每一次发现，都是人类迈向自由的一步。随着社会实践的发展和科学技术的进步，人类将使用更加先进的武器与疾病作斗争。人类与疾病的斗争是永无止境的。事实证明，人类也完全有能力消灭或者控制各种兴风作浪的灾难性疾病。尽管人类还需要付出一定的代价，但终究阻挡不了人类依靠科学认识疾病、战胜疾病的脚步。而在与疾病抗争的过程中，医院、医生在探索先进医疗技术、解除患者痛苦方面都发挥了不可替代的作用。

医者——仁者

医生是一个社会角色，是一种社会职业分工。医生承担着救死扶伤、防病治病、实现人道主义的神圣义务，承担着全心全意为人民的身心健康服务的重任。医生的重要性就在于，他们的行为关系到患者的“生命安危”和千家万户的“悲欢离合”。

千百年来，悬壶济世、救死扶伤、治病救人是医护人员的天职，医务工作更是令人尊敬的高尚职业，中西方分别用“大夫”和“天使”来形容医护人员。大医精诚、仁心仁术、尊重生命、精益求精，正是当代医疗卫生人员崇高职业精神的集中体现。现存最早的医学经典著作《黄帝内经》中，就记有“天覆地载，万物备悉，莫贵于人”。孙思邈《备急千金要方·大医精诚》：“人命至重，贵于千金。”表达出对人的生命、价值、权利的尊重和肯定。范仲淹云：“不为良相，便为良医。”朱丹溪云：“士苟精一艺，以推及物之仁，虽不仕于时，犹仕也。”古代医生都有“惠民济世”的思想，认为以仁爱之心救助患者，则可将爱心传播到天下的百姓中。医者的“仁”，不仅表现在同情体贴患者，谨慎小心、认真负责，言行端正、不骄不昧，不辞劳苦、不避艰险，不畏权势、忠于医业，不图酬报、清廉正直等 6 个方面内容，还包括在人的生命神圣论、医者主体的自律观和重义轻利的价值取向等方面。

今天，医学的发展突飞猛进，从细胞水平推进到了分子水平，从基因层面解开了许多疾病之谜，广大医务人员为患者康复回归社会，为社会生产力的恢复作出了极大的贡献。他们以自己的知识和技能为患者的健康而殚精竭虑，忘我工作。他们甚至不惜以自己的鲜血和生命，换取患者的生存机会。

一、刻苦钻研，为疾病的消除而不懈探索

钻研技术，提高医术，体现了医生的高度责任感和不断进取的创新精神。对于医者，精华就在于其医术的高明，救人性命能力的强大。我国现阶段明确提出优秀医生角色标准的第一条是：具有相当的知识和技能，包括更新知识、充实知识的能力。医者，若要博施济众，就必须不断地学习，提高自身的医疗技艺，使自己具有精湛的医疗技术，在医学的海洋中积极探索医学的发展规律，用手中的“舵”去驾驭不断发展变化的医学之谜，用敢于超越的心胸去求道、求真、求实。

白血病又称血癌，是人类造血系统的恶性肿瘤，虽然它在癌症死亡率的排位表上列第六位，但对青少年癌症患者来说，却高居各类癌症之首，也是

世界医学临床治疗领域的一大难题。中国科学院副院长、陈竺院士(现为卫生部部长)刻苦钻研包括白血病在内的多种血液病的机理和疗法,源自他济苦救世的一片丹心。

1994年以来,陈竺参与了我国人类基因组研究计划的运筹、组织和管理,组建了我国第一个国家级基因组研究工作体系,领导展开了人类基因组DNA和cDNA的大规模测序,取得了多项在国际上产生重要影响的科研成果,在国内外学术界产生了较大反响。

"科学家都特别珍惜时间,因为科学研究也如体育竞赛,必须去争先"。在陈竺的生活中,几乎没有上下班之分,也没有工作日与节假日之别。经过多年的探索和试验,陈竺发现维甲酸和砷剂实际上是通过不同的途径,靶向作用于急性早幼粒细胞白血病的同一关键致病基因编码的蛋白质,并因此提出两药联用的"协同靶向治疗"设想。国际同行对此给予高度评价,认为早幼粒细胞白血病,有可能成为人类第一个可治愈的急性早幼粒细胞白血病(APL)。目前,我国急性早幼粒白血病的治愈率已高达90%,千万名白血病患者从此远离死神。

全国人大常委会副委员长、中国科学院院长路甬祥评价说:"陈竺对科学有一颗敏锐与执著的心。"正是这种精神,使他始终站在科学前沿探索。[3]

南京军区南京总医院黎介寿院士40年接力,"一根肠子走到底",在肠疾病治疗领域开辟了一个新天地。因为背负着民生的健康福祉,黎介寿把病人和事业看得很重,把名利和地位看得很轻,一门心思投入到学习和创新中,尽心尽力,尽善尽美。

五十年前的那天,面对一个肠瘘缺血坏死的患者,黎介寿束手无策。病人渴望生命的眼神,像锥子般深深刺痛着他的心,这是一名医生最不愿看到的一幕。从此,他立志攻克肠疾这一世界难题。

当时衡量一家医院或一个医生的水平通常看大器官的移植,黎介寿却选择了"最难弄"的小肠。在他眼中,病人的事是天大的事,病人的需求就是自己的课题选择。尽管肠外瘘当时死亡率高达60%,但他心意已决,瞄准方向开始了一段医学长征……

"文革"期间被视作"反动学术权威",免去科主任职务,但他初衷不改,探索不止,即便在牛棚里也坚持小肠治疗研究。在做动物移植术后需成活

100天才算成功时，两头猪分别死于第82天和第97天。他没有气馁，而是积极从失败中找原因，振作精神再出发。为了验证胶水能否把肠子瘘口粘合起来，他不惜在自己的身上开刀试验；为解决肠功能障碍患者营养支持问题，他从外科走进内科，在国内首先临床应用全静脉的营养疗法。他相继完成了亚洲首例“人小肠同种异体移植术”、“肝肠联合移植术”、“亲体供肠移植术”等。[4]

在科技发展突飞猛进的今天，医务工作者们不断追踪医学发展的动态，不断吸收新理论、学习新技术，更新医学、人文科学知识，拓宽知识面，并有机地运用到临床实践中去，为更好地防病治病，促进患者身心健康不断探索。

二、精益求精，为患者的康复而精心施治

医学是无止境的，医疗技术是无止境的，故医疗服务也是无止境的。谁更加严谨细致，谁更加精益求精，谁就能做得更好。特别是现代医学技术已经进入微创时代，现代医疗服务已经更加关注人性化和个性化需求。只有不断追求一流、追求卓越，才能处于领先地位。

著名医学专家、北京军区总医院原普外科主任华益慰，从医56年来，始终以党和人民的利益为重，心系官兵服务人民，把毕生的精力奉献给了党和军队的医疗事业。饱尝全胃切除之痛的他，当得知他的学生第二天要给一位患者做手术时，再三叮嘱一定要谨慎，尽量给患者留一小块胃，否则生活质量太差……

河北省一位82岁的农民，在肠梗阻手术后发生严重感染，跑了多家医院求治，都因风险太大而不肯收治。当他被家人送到北京军区总医院时，已经奄奄一息。华益慰说：“风险的确大，但我们不能眼看着患者憋死啊！”那是一台异常艰难的手术，患者的肠子粘连得就像“坨了的面条”一样，每剥离一分肠管都不容易。整整花了7个小时后，老人得救了。

对于家住在唐山的农村姑娘王文亚来说，同样是华益慰给了她第二次生命。14年前的那台手术，从早晨7点半一直进行到下午4点半。整整9个小时，华益慰滴水未进。在制订手术方案时，华益慰想到女孩已经做过两次手术，为了避免给她增加新的刀痕，他选择从原有的切口进入。这大大增

加了手术的难度。因为陈旧的切口处组织已经粘连，要一层一层地分离开。手术中，为了给这个农村家庭省些钱，他没有用省时省力但需花费一两万元的吻合器，而是用手一针一线密密缝好切口。王文亚终于得救了，出院时结账全部费用不到 3000 元。[5]

对这位从医 56 年、手术几千例、从没出过一次事故的医生，患者们口口相传：“得了病，能让华主任治，那是福气！他是一个值得托付生命的人！”

中国胸心外科奠基人吴英恺，认为在一个医生成长的过程中，个人勤奋是最重要的，没有个人勤奋将一事无成。所以，他一生坚持“三基三严”，即坚持学习基础知识、基本理论和基本技能，坚持严肃的治学态度、严格的自我要求、严密的诊疗方法。吴英恺一生，都严格遵守“三基三严”的铁律。早年和他一起工作过的老大夫，说起吴英恺查房都是一个印象——严格。他要求病床必须洁白平整；小桌布必须重新换过；患者皮肤上不能留有胶布的痕迹；住院总医师对自己患者的病情从年龄到红细胞、白细胞计数等等，必须对答如流；他要求外科大夫手术切皮是一条完整的直线，缝合每一针必须均匀流畅。否则，他都会严厉训斥。[6]

三、救死扶伤，为人类的健康而无私奉献

肩负重要使命的医务工作人员，在各自工作的岗位上，忠实地履行医生的权利与义务。许多优秀的医务人员，在为患者服务的职业行为中，树立了一切为了“患者”的思想，为人类的健康奉献自己的一生。用医学去保护患者的健康，尽自己最大的能力迅速恢复患者的健康，成为他们最大的愿望。

2000 年，著名肾脏病学家黎磊石院士患恶性肿瘤骨转移后，曾在解放军总医院住院，身体非常虚弱。

“黎院士，请你救救她吧，孩子今年大学还没毕业呀！”天津青年王松的母亲抱着最后一线希望，带着孩子来到黎磊石住院的病房。王松患重症系统性红斑狼疮肾炎，先后在国内多家大医院治疗，仍没有好转，生命危在旦夕。

面对王松母亲哀求的目光，正受病痛折磨的黎磊石，毫不犹豫地把病人叫到床前，仔细询问病情，反复查看化验结果，提出诊治方案。两个多小时后，王松和母亲满意地离去，黎磊石却体力不支，面色苍白。

他的秘书再也控制不住自己的情绪，边哭边劝道："黎院士，您的病这么重，您光想着别人，也要想想自己啊！"

黎磊石强打精神，说："正因为我是病人，才更了解病人的痛苦；如果以前我当医生只能打60分，算是一个合格医生；现在我要争取打80～90分，当一个好医生！"[7]

尽职尽责与救死扶伤是紧密相连的，这是每一位优秀医务工作者对自己最基本的道德要求。他们明确自己的神圣责任，把全心全意为患者的健康服务，作为自己工作的根本宗旨。他们把救死扶伤奉为天职，处处为患者着想。凭着一种坚韧不拔的意志和不畏艰难、不辞劳苦、不避风险的精神，挽救了广大患者的生命，称得上是医家仁心。

2003年4月，因为"非典"，许多医院都组建了发热留观病房，抽调各病区医护人员进驻留观病房。怀着满腔热情的锁玉，也成了一名与"非典"较量的特殊战士。抗非结束后，她却因高烧不退到了南京军区南京总医院急诊。

当晚，医院迅速成立了由麻醉科、呼吸科、心脏内科、心胸外科、肾脏科、影像科等6个相关科室、50多位精良医护人员通力协作的医疗救治小组，先后组织10多次专家会诊，制定精密的救治方案。在这个不眠之夜，从医院机关到相关科室的20多名医护人员没有合眼，一直守候在锁玉身边。

到了凌晨，锁玉的呼吸突然出现严重困难，必须上呼吸机辅助其通气。而此时她的心跳极其不稳定，如果在插管的一瞬间心跳过快，那她必定要与死神握手。那根在麻醉科专家手中紧攥了3个小时的插管终于在千钧一发之际，被准确快速地插进锁玉的气管。而此时，天已大亮。

麻醉科13名由博士、副主任医师以上专家、护士组成的治疗组，不分昼夜地实施监护、救治。医院普通外科研究所和肾脏病研究所黎介寿、黎磊石两位院士多次到重症监护病房会诊，并每天了解病情。由于肾功能恢复缓慢，锁玉体内循环十分不稳定，经过黎磊石等专家反复论证，血液净化中心专家为其实施国际上最先进的连续性血液滤过技术，肾功能逐渐得到恢复。为增强锁玉的自身免疫力以抵抗顽固的细菌感染，黎介寿等专家对其实施先进的肠外营养支持疗法，在抗菌药物的支持下，锁玉闯过了一次次的感染关。[8]

患者——需要医学关怀的人

一、患者的疾苦

患者，是人类社会中的弱势群体，是最需要帮助的人。作为患者，其疾苦和痛楚是非身临其境不能体会到的。一个身患晚期癌症的19岁青年，面对医生大声呐喊：“命是我自己的，我有权知道自己还能活多长时间！”那是一种怎样的苦难啊！都说做医生难，其实做患者更难！患者都不同程度地染有某种疾病，甚至是危及生命的疑难重症，他们生理上疼痛，心理上倍受折磨，有的如艾滋病，在社会生活中还要受到歧视。

人一旦患病而成为患者后，机体的各个系统、组织和细胞，都会发生不同程度的病理变化，从而产生各种各样的生理性疾苦。如胰腺炎患者，腹痛是最主要的症状（约95%的患者），多为突发性上腹或左上腹持续性剧痛或刀割样疼痛，上腹腰部呈束带感，常在饱餐或饮酒后发生，伴有阵发性剧痛。

疾病在给患者造成生理性疾苦的同时，也给患者带来了心理性疾苦。一般来说，患者在心理上都背有沉重的负担。特别是得了顽症的患者，心理上更是充满了恐惧、绝望等情绪。

某直肠癌患者，年仅40余岁，听医生说彻底治疗该病需要手术切除病灶，为了防止复发，往往需要切除靠近肿瘤周边的正常组织，手术后需结肠造口，再造人工肛门。想到这些复杂的治疗过程，该患者心中十分恐惧，手术前整天食宿不安，日渐消瘦，造成一定的心理影响。

某市一位患者全身出现肌肉萎缩，并且有逐渐加重的趋势。3年来，先后辗转于当地医院及上海知名大医院就诊，但诊断仍不明确，病情无法控制，甚至出现胸闷、呼吸困难、口齿不清及吞咽困难、卧床不起等严重症状。该患者未能经受住疾病的压力，对疾病治疗产生绝望情绪，最后选择轻生，结束了自己的生命。

另外，许多疾病都会不同程度地影响患者与周围人群的人际交往，缩小了患者的交际圈。有一位牛皮癣患者，到了夏天，即使天气十分炎热，尽管身上的皮肤奇痒难熬，也把自己裹得严严实实。周围的人都认为该皮肤病有传染性，都不太愿意与其密切交往，使患者深受精神折磨。虽然整个社会不断倡导对患者的尊重，但在现实生活中，患者仍不可避免地受到不同程度的歧视。以下是一位艾滋病患者的父亲所受到的各种待遇：

他 13 岁的儿子涛涛因病被送进了上海市某医院。经检查后，确诊已经感染艾滋病病毒。

他是一位工人。为了报销涛涛的医药费，不得不将实情向单位领导报告。他儿子患了艾滋病的消息在全厂悄悄传开。

不久，他由水电工变成了专干杂务的落料工。水电工属于技术工种，哪里需要维修便去哪里，落料工只需呆在车间，工资也少了 80 多元。他去找领导，领导对他说"你要正确看待，这跟你儿子的病没什么关系"。他不理解，厂里的水电工活正缺人，怎么反而把他这个五级技工给撤换了？他当然不敢说，儿子几万元的医药费还没报销呢！

他被调整工种时，全厂没有一个车间敢要，领导发了话，一个车间主任才顶着压力勉强"收留"了他。刚开始，凡是他碰过的加工机械部件，没人敢接下去做，全被扔进了垃圾堆。

工厂很远，他每天坐厂车上下班。一天的下班路上，他正在车上和同事聊天，后座有人没头没脑的抛句话来"某某某，小心唾沫星子"。整个班车霎时鸦雀无声。他被深深刺痛了。"我们夫妻做过 HIV 病毒检测，证明没有那种病，大家都看过，为什么还说那么伤人的话"？从此，他每天骑车上下班……[9]

患者不仅承受着疾病给他们带来的痛苦，而且就医过程也不容易。患者都有这种感触，进了医院就懵，特别是老年、残疾患者就医更不是件容易的事。了解了就医程序后，挂号、排队，看病难，想听到医生详细的解答也难。像"跟你说了你也不懂"，"想不想治？想治就回家准备钱吧"这样的话，这是让人很不愉快的。毕竟患者还是希望医生对自己能"多一份理解、多一份关怀"，"不要像领导教训下属那样"。此外，医保报销程序上的烦琐，也让不少患者来来去去跑了不少冤枉路。

医学本身的复杂性和不可预见性，使得临床上不可能"看到什么症状，就一定对应什么疾病”，有很多疾病会有相同的症状。为了检查清楚，必须使用一些诊疗手段。医学技术本身的进步，也会带来治疗费用的上升。看病贵也就是目前患者所面临的难题。“有什么别有病，没什么别没钱。”可偏偏有人既有病，又没钱。贫穷成了就医的拦路虎。在贫穷或没有医疗保障的情况下，步步攀升的医疗费用，让许多患者的小病熬成了大病。一个大病患者拖垮一个家庭的事例，屡见不鲜。“不敢看病”成了患者就医现状的真实写照。因此，只有深入了解患者的痛苦，才能知道从哪些方面体贴和关爱患者，患者真正需要的是什么，这不仅是对医者的要求，也是医学人文精神的重要体现。

二、患者的需要

患者是一个特殊的弱势群体，需要得到特殊的关怀、照顾与治疗。患者住院后，离开了朝夕相处的至爱亲朋，非常需要得到亲人、朋友以及医护人员的关心、帮助和照顾。患者的需要是多方面的。不能简单地把患者的需要，看成是治疗和休养。医学关怀要求医务人员在医护过程中，以人道的精神对待患者的生命、健康权利、人格尊严，要给予真诚的关注和关爱，医护人员既要向患者提供医学科学服务，又要给患者提供医学人文服务。

医疗服务的过程，其实就是医学科学服务和医学人文服务相结合的过程。医学科学服务是患者疾患痊愈的物质保证，是利用医学技术解除患者躯体上、生理上的痛苦。而医学人文服务，则是为患者身心康复提供精神支持，强调尊重患者情感世界、尊重患者意愿、依循整体观念、遵照仁术的信条。

某大型综合性医院对300名住院患者，进行了需求分析的相关调查，其中所占比例较大的内容为：希望医务人员能详细地告知病情状况、治疗方案及注意事项的占81%；希望出院后有跟踪和随访服务的占78%；希望医务人员能经常巡视病房的占76%；希望医务人员能介绍出院后疾病的自我保健知识的占70%；希望曾患有同种疾病的康复患者能交流抗病经验的占48%。这些需求调查结果，不仅罗列了患者对诊疗过程中的期望和需求，同时也反映出目前我国医院服务在某些环节上的不足，即对就医感受、环境和流程等医学人文服务内容上的重视不够。总体来说，患者的需要主要包括以下四个方面。

(一) 情感的需要

当人处于患病状态,常常会更多地表现出情感脆弱的一面。他们会产生渴望他人同情、安慰的心理需要。大多数患者会主动地协调与周围病友的关系,特别是努力改善与医务人员的关系。因此,医务人员应尽可能多地接触患者,要把新住院的患者介绍给同室的其他病友;认真地向患者介绍主管医师和责任护士,帮助他们较快地从陌生和孤独中解脱出来。医护人员若对患者有任何言行方面的疏忽,都可能引起患者较大的挫折感。

离退休干部杨女士,以自己看病的亲身经历,生动讲述了患者对医务人员服务态度的感受。她说,她今年 4 月份得了病,和其他患者一样,想找国内知名专家看病,但就是挂不上号。她和 70 多岁的老伴早晨三点半起床才能挂上号,而这样辛苦得到的看病机会,却遇上一个令她不满意的专家。这位专家先开了一大堆检查单,过了好几天才出结果,杨女士拿着所有检查单去找专家。她问专家能不能确定她肚子里长得肿物是什么性质?专家冷冷地说,不把肚子打开,我怎么知道是什么性质。她又问专家,我的骨质疏松怎么样?专家说,这要看怎么说了,和 18 岁的姑娘比,你差远了。专家这种冷漠且不负责任的态度,气得她浑身发抖。她说,医生对患者不单是治病的技术好,还要服务态度好。医务人员的服务态度一好,患者会马上觉得自己的病减轻不少,人也会精神许多。[10]

(二) 信息的需要

患者对信息的需要,主要反映在他们对有关自身疾病信息的关注。作为医务人员,应该根据不同患者对所需信息的掌握程度,酌情对患者进行疾病知识等宣传教育。有些医务人员常常会疏忽患者因病衍生的其他问题,如心理障碍等。很多患者也许生理上的某一疾病得到了医治,却又带来了心理上的障碍,患者仍没有得到安全的身心健康。事实证明,给予患者需要了解的信息,不但有利于消除患者不必要的疑虑、恐惧等情绪,而且有利于增强患者对医务人员的信任,从而为顺利的实施治疗奠定良好的基础。

有一位患者,他因胆囊结石行胆囊切除术,术后 1 周病情恢复,痊愈出院。出院后,医生随访发现患者性格有明显改变,变得寡言少语、胆小怯懦、谨小慎微,追问其原因,他说听别人讲一个人胆囊切除后,就没有胆量了,所以他胆小怕事，从不敢大声说话。针对这个情况，医生带着两个同样做了胆囊切除术的患者，到他家里向他细心地解释，从胆囊的解剖、生理以及疾病的病理生理转归，一一详细地向他讲解，讲明了现代解剖学胆囊与传统观念所讲的胆量的“胆”之区别。患者思想障碍解除了，性格及言行恢复正常，随访 2 年无异常。

（三）安全的需要

安全需要，是患者首先而且是最重要的需要，特别是急症的患者，希望生命得到保障，治疗要求安全、顺利又无痛苦。因此，医务人员对患者进行任何重要的诊疗措施，都应事先进行耐心细致的解释，以增强患者的安全感。在一些疾病的诊疗过程中，医务人员经常发现有些患者的诊断、用药正确，但疗效就是不好。细问之下，才发现是医生没有详细介绍药物的作用及不良反应，对药物的安全性未予交代，结果患者服药后，稍有不适，即自行停药。

（四）人文的需要

每个患者都希望被他人所认识、了解和尊重，希望自己受到医务人员的重视，得到较好的治疗待遇。因此，医务人员必须对每一位患者和蔼可亲，主动与患者建立融洽的人际关系。对待患者不要直呼床号，而要称呼姓名；不要被动冷淡，而要主动热情。否则，会影响患者的治疗信心，对医务人员产生不信任感。

有位记者朋友，讲述了自己 10 年前的一段经历：“那时，我在一家大医院等待着自己的小宝宝出生。病房里住着四位同我一样即将分娩的产妇。恐惧，加上宫缩阵痛，其他待产产妇的呻吟，我的心情坏到了极点。此时，我多么需要一句安慰的话啊，哪怕是一个同情的目光。可是，护士熟视无睹地走来走去，还时不时申斥叫声大点的待产妇。也许是因为早已看惯了待产妇们的痛苦，两位不知是护士还是助产士的‘白大褂’，手插在衣兜里，自顾自地闲聊着。那时，我烦透了这些同样是女人，同样要生孩子的‘白大褂’。正当我痛不欲生的时候，病房的门开了，走进一位年纪大的护士。后来才知她是退休后被医院返聘回来的护士。她径直向我走来，轻轻地摸着我隆起的肚子，同情地说：‘再忍一忍，过了这一关做了妈妈就好了。’这句话让我感动万分。现在即使在大街上迎面碰到那位老护士，恐怕我也认不出她了，但

10年前她那句体贴的话，还有她那同情的眼神，却能让我记一辈子。”[11]

尊重，是人的基本需要之一。患者希望在医疗过程中被认识、被理解、被尊重。“医学仁术，医学是一门以心灵温暖心灵的科学。医生对待患者应该像子女视于父母，其首要的不在于手术做得如何漂亮，如何名扬四方，而在于如何向患者传递亲人般的温情。”这是2005年度国家最高科技奖得主吴孟超院士的行医感言。

作为医生，应该常常自问：“如果他是我的亲人，我会怎样去做?”，“如果我是他，我会怎样去做?”。只有具有了同情心，才能主动地去关注和接收他人内心世界的情绪感受和痛苦体验，对患者抱有真诚的同情心和高度的责任感，才能在医疗工作过程中，充分体现医学人文精神中的宽容、理解、尊重、同情、公正和自主等原则。因此，医务人员必须对每一位患者和蔼可亲，主动与患者建立融洽的人际关系，多与他们进行交流，了解其苦恼和困惑，及时进行疏导。只有这样，才能增强患者的治疗信心，增强患者对医务人员的信任感。

医学的发展，离不开科技的更新换代，离不开科学实验的连续不断。医学技术的发展，是人类战胜疾病的先决条件。但是，人并非只有躯体，还有灵魂和心理需求。情智因素对身体健康和疾病转归的影响，在中医学中早有理论阐明。正如乔治亚医学教授休斯顿认为的：是否尊重患者的心理感受，是“医生区别于兽医至理所在”。所以只有关心患者的内心感受，尊重患者的隐私权和人格尊严，结合现代医学技术，治疗疾病才会起到事半功倍的效果。

医患——利益共同体

对抗疾病，是医患双方的共同责任。只有医患双方共同配合，积极治疗，才能获得比较好的治疗效果。医患双方在抵御和治疗疾病的过程中，都处于关键位置，患者康复的愿望，要通过医方去实现，医方也在诊疗疾病的过程中，加深对医学科学的理解和认识，提升诊疗技能。在疾病面前，医患双方是同盟军和统一战线，医患双方要相互鼓励，共同战胜疾病。要维护医患利益共同体的良好关系，需要医患双方的共同努力。

唐朝药王孙思邈，养了一头小毛驴作代步工具，这毛驴很通人性。一天，孙思邈对毛驴说：“你到山上跑一趟，把半山坳放着的那捆药材衔回来吧。”

小毛驴不紧不慢地出去了。过了几个时辰，只听大门一声响，孙思邈以为毛驴回来了，连忙开门，“呼”的一声，闯进一只斑斓大老虎。孙思邈大吃一惊，却见老虎活像一只摇尾乞怜的大山猫，四爪慢慢伸开趴下来，昂起头，张大嘴。孙思邈上前一看，原来老虎喉咙里卡着一块大骨头。他顾不得害怕，赶快拿药钳子帮老虎取出骨头。老虎立马舒服多了。但它卧在地上，就是不肯离去。

孙思邈拿着骨头仔细瞅，发现是块驴骨头。问老虎：“我那毛驴没回来，是不是你吃了？”老虎点点头。

原来孙思邈的毛驴衔药材回来时，正碰上这只饿虎觅食，老虎扑倒毛驴连骨头带肉直往肚里吞，不想一块驴骨头卡在喉咙里。为了活命，只好上门向孙思邈求救了。

老虎卧在地上一直掉眼泪，就是不走。孙思邈见状说：“你要不愿走，咱俩就做个伴吧。”老虎点点头，站了起来。从此这只老虎就留在孙思邈跟前，比毛驴还听使唤。

这个故事起码说明了两个道理：第一，即使是吃人的猛虎患病，医生也应本着仁义之心为它治疗，何况生了病的人呢；第二，即使是吃人的猛虎，对于为它解除病痛的医生，也怀有感恩之心，有礼貌地回应。从某种意义上说，相互尊重、相互配合和相互依存正是医患关系的最基本的特点。

2009年河南省“‘感动中原’十大年度人物”评选活动中，商丘永城市顺和乡农民李敬斋的事迹，尤其让人感佩。

李敬斋命运坎坷，3年内两次遭遇车祸，双腿先后骨折。由于家贫没能及时医治，后被确诊为股骨头坏死症。这种病治不好，患者会慢慢失去行走能力，严重者还会终身瘫痪。李敬斋上有老，下有小，若是倒下了，一家八口可怎么活？悲痛和绝望之中，他听说袁浩教授已经攻克了治疗股骨头坏死的难题，便毅然变卖家产，筹得3000多元款赶到广州。

当听说住院押金就要1万元时，李敬斋万念俱灰。袁教授十分同情他的遭遇，答应尽量想办法。几天后，经袁教授出面担保，医院同意给予李敬斋住院费半价，医药费也是能减免就减免。还安排其夫人梁桂英在医院做临时清洁工，换来两人免费床位和一日三餐。

尽管医院已减免大部分医药费，李敬斋办理出院手续时仍欠医院1000多元。第二天，袁教授含糊地告诉他们，所欠的医疗费已免了，然后将两张火车票塞到李敬斋的手上，不由分说，把夫妇俩"赶"回了河南老家。直到几年后，李敬斋看到一本《爱舟竞珠江》的书，提到袁教授曾帮一个河南农民垫付医药费，才知道内情，第二天就把钱寄给袁教授，但袁教授又将钱寄了回来……

2008年4月，袁教授的爱人突然不幸脑卒中，生活不能自理。在一次通话中，李敬斋得知袁教授请来的保姆熬不过辞职了，4个子女也因分住各地、工作繁忙而无暇照顾时，便萌发了去广州照顾袁教授一家的念头。

夫妇二人到了广州后，梁桂英全天陪护袁夫人，袁教授则为李敬斋在一家名为友好医院的老人院找了份清洁工作，平时也兼顾照料教授。

祸不单行。2009年5月，袁教授也突然脑卒中住院。李敬斋赶紧辞了工作，为老人端茶送水、抹身子，就像照顾自己的亲爹一样。

每天早上5点多钟，他就起床帮老人洗漱、抹身子、端茶送水，然后"一二三四、二二三四"地帮老人做"语言训练"；中午陪老人做康复治疗；下午陪他念唐诗，哼一些《东方红》、《国际歌》之类的老歌；到了晚上，教授经常会因肌肉收缩、痉挛而疼痛不已，他就反复帮教授摩搓双脚，直至老人入睡……

卫生部部长陈竺在一篇文章中提出，"医"和"患"不仅有着"战胜病魔、早日康复"的共同目标，而且战胜病魔，既要靠医生精湛的医术，又要靠患者战胜疾病的信心和积极配合。医患关系的实质，是"利益共同体"。农民李敬斋和医学教授袁浩书写的这段医患佳话，堪称"医患利益共同体"的一个生动见证。

由于医疗服务，是直接关系到人的健康和生命的特殊服务，既不同于政府提供的公共服务(部分医疗服务属于政府公共服务的范畴)，也不同于商家提供的消费服务(故医疗服务纠纷一般不适用《消费者权益保护法》)。因此，医患关系不能简单地以社会政治契约、消费合同契约或物质利益来衡量，而更多地与医患双方的责任和信任，以及对生命的尊重息息相关，更多地需要形成一种相互关照、互为依存的"利益共同体"。

就像李敬斋和袁教授那样，19年前李敬斋是一个股骨头坏死的重症患者，袁教授怀着一颗堪比父母的医者仁爱之心，既治病救人，又无私助人；而19年之后，袁教授夫妇因脑卒中生活不能自理，李敬斋夫妇怀着普通人知恩图报的朴素情怀，克服了家庭条件欠佳、年迈父母需要照顾等种种困难，毅然承担起照顾袁浩教授夫妇的责任。可以看到，在袁教授和李敬斋的人际关系链条中，袁教授从一开始就不只是一个医术精湛的医生，同时也是一个既关照他人也需要他人关照的普通人，李敬斋也不只是一个急需救助的患者，同时也是一个能够关照他人的普通人。虽然医生并非都要像袁教授那样偷偷替患者垫付医疗费，患者也并非都要像李敬斋那样为医生付出全部的时间与精力，但每个人都可以先从自己做起，从医生对患者的一个善意的眼神、患者对医生的一声由衷的感谢做起。

医生对患者心存善心，患者对医生心存感激，双方都把对方当成和自己一样需要他人关照的人，也把自己当成和对方一样能够关照他人的人，于是双方都能够设身处地，将心比心，“己所不欲，勿施于人”，“欲人与己，先施于人”。善心和感激，既是人与人之间传递的信任，更是人与人之间表达的善意，信任不断叠加，善意逐渐积累，把医患双方纳入以尊重科学、尊重生命、尊重合法权益为核心的“利益共同体”，有助于把医患关系建设成为健康和谐的人际关系。[12]

注释：

[1] 人类历史与流行病大全[EB/OL]. http://bbs. voc. com. cn/forum-148-1. html. 2006-6-11.

[2] 杨骏. 人类如何战胜疾病[EB/OL]. http://www. xinhuanet. com，2003-05-16.

[3] 陈竺. 印象：医者　艺者　智者　仁者[EB/OL]. www. . cas. cn. 2007-07-02.

[4] 易学明. 大医院院长——著名医院管理专家全国优秀院长手记[M]. 南京大学出版社，2012 年. 129-130；182.

[5] 大医有魂——记著名医学专家华益慰[EB/OL]. http://cpc. people. com. cn/GB/4589099. html，2006-07-13.

[6] 王桦. 医院文化管理[M]. 人民卫生出版社，2011 年.

[7] 易学明. 大医院院长——著名医院管理专家全国优秀院长手记[M]. 南京大学出版社，2012 年. 175.

[8] 易学明. 大医院院长——著名医院管理专家全国优秀院长手记[M]. 南京大学出版社，2012 年. 155-157.

[9] 姜学林，李晓波，郁申华. 患者学[M]. 第二军医大学出版社，2007 年.

[10] 冯薇. 构建和谐医患关系——促进和谐社会建设[J]. 中国医院，2005，9(11)：30-33.

[11] 姜学林，李晓波，郁申华. 患者学[M]. 第二军医大学出版社，2007 年. [12] 李端. “医患利益共同体”该如何形成？[EB/OL]. 北青网，2009 年 12 月 13 日.

不幸成为“问题”

——医患纠纷

医患之间原本是一种共生共存、相辅相成的关系，损害任何一方的利益，另一方也无法得到保障。但近年来，医患之间频频失信，使得双方总是以一种对立的形象出现在世人面前，甚至呈现出了剑拔弩张的态势。医患之间的纠纷日益增多，“医院暴力事件”、“天价医药费”、“医闹”、“妖魔化医生”、“看病难、看病贵”、“医生拿提成”、“吃回扣”等事件频频发生，医患关系究竟步入了怎样的误区？

大医说医患关系

医患关系是伴随着医疗服务而诞生。自从有了医疗服务活动，便产生了医患关系。不是和谐的医患关系，就是紧张的医患关系。而医疗服务的目标、宗旨、质量和水平，又是衡量医患关系的晴雨表。自古以来，许多著名的医学家对医患关系，做过许多精辟的分析和阐述，“无德不成医”、“悬壶济世”、“不为良相，便为良医”，等等。大医精诚，杏仁春暖，留给后人无数佳话。

一、古代名医谈医患关系

古代言“医乃仁术”，将“仁爱救人”作为处理医患关系的基本准则。东汉名医张仲景认为，要实现“爱人知人“的理想，就应当明了医理，重视医疗，这样方能“上以疗君亲之疾，下以救贫贱之厄，中以保身长全，以养其生”。晋代杨泉在《物理论》中写了《论医》一文，他说：“夫医者，非仁爱之士，不可托也。”唐代名医孙思邈在《备急千金要方·大医精诚》中认为：“凡大医治病，务当安神定志，无欲无求，先发大慈恻隐之心，誓愿普就含灵之苦。”并提出对患者要不分“贵贱贫富，长幼妍媸，怨亲善友，华夷愚智”，做到“普同一等，皆如至亲之想”。南宋《小儿卫生总微论方》指出：“凡为医之道，必先正己，然后正物”，且要“性存温雅，志必恭谦，动须礼节，举乃和柔，无自妄尊，不可矫饰”。明代医学家龚信在《古今医鉴·明医篇》中认为：医生的首要条件是“心存仁义”。龚廷贤的《医家十要》，第一要便是“一存仁心，乃是良箴，博施济众，惠泽斯深”。清代喻昌在《医门法律》中说：“医，仁术也。仁人君子，必笃于情，笃于情，则视人犹己，问其所苦，自无不到之处。”叶桂强调：“良医处世，不矜名，不计利，此其立德也。”[1]

出身世医之家的龚廷贤(1522—1619)在其《万病回春》一书中，痛陈五种不正常的医患关系。第一种就是把医患看成只是一种买卖关系；第二种则是医生对患者不一视同仁，而是“于富者用心，贫者忽略”。他对医生提出了十条要求，第十条即为“勿重利，当存仁义，贫富虽殊，药施无二”。稍后的医生缪希雍(1546—1627)在其《神农本草经疏》中写下了短论《祝医四则》，第四则批评了这样一种“不患道术不精，而患取金不多，舍其本业，专事旁求，假宠贵人，冀其口吻，以希世重”的医生，要求医生不要舍弃自己的专业，而专门去谋取不应得的报酬。在《医宗必读》一书中，明代名医李中梓(1588—1655)在“不失人情论”中指出：当时医界由于金钱的诱惑，出现了许多不正之风，他所列举的就有如下几种：“便佞”、“阿谀”、“欺诈”、“孟浪”、“谗妒”、“贪幸”、“庸浅”。其中“阿谀之流”是指通过为富贵人家诊病而谋求私利，“或结纳亲知，或修好僮仆，或营求上荐，或不邀自赴”，丑恶嘴脸，跃然纸上。而“贪幸之流”更为可恶，为求一己之利而“妄轻投剂”，“轻乎人命”。孙思邈认为：“不得问其贵贱贫富……，亦不得瞻前顾后，自虑吉凶”，才为大医。[2]如此等等，不一而足。

总之，中国历代流传下来的“大医精诚”、“仁爱救人”、“不为良相，便为良医”的医患关系准则，要求为医者同情患者疾苦，精研医术，一心救治患者的性命，对待患者一视同仁，不把患者视作谋取钱财的对象。“仁爱救人”的思想是中国古代名医推崇的美德。

二、近现代名医谈医患关系

(一) 医学教育家宋国宾谈医患关系

我国现代知名的医学教育家和医学伦理学先驱宋国宾，于1932年发表《医业伦理学》，是我国西医学界第一部现代医学伦理学著作。该书以“仁”、“义”这一传统道德观为基础，阐发了以才能、敬业、勤业和良好仪表、言辞为内容的医生人格；重视应诊、治疗、健康人事指导、手术和医业秘密等伦理问题的医患关系；注重“敬人”、“敬已”，“本正义之精神，友好之情感，谦虚之态度”的同业关系；同时，他在论述医学与其他学科的关系时，已开始注意安慰剂的作用和行为疗法。这是典型的义务论医德思想，对后世具有较大的启迪和借鉴作用。在该书中，宋国宾强调负有预防、治疗和科研等三项义务的医师与社会的关系，第一次使医患关系的界定从个体层面走向了社会层面的研究，拓延了医患关系的内涵。[3]

(二) 中国工程院院士钟南山谈医患关系

2006年3月1日《广州日报》报道，中国工程院院士钟南山在广州地区先进医疗工作者事迹报告会上，关于当前医患关系的精彩发言，使得整个听众席鸦雀无声。钟南山指出，目前我们的医患关系非常紧张，但这种紧张很大程度上与资源不足及医患之间的沟通不畅有关。“550万元天价医疗案，这个大家熟悉吧；深圳市人民医院惊现收费黑幕，这个标题吓人；安徽宿州眼球事件;台州活人进殡仪馆……,这与非典期间医护人员救死扶伤、无私奉献的形象,形成了鲜明的对比。虽然这些不能代表整个医疗系统,但我承认目前医疗系统中确实存在这样一些败类!"

钟南山说,目前,社会上将看病贵都归咎于医疗系统,而没有看到深层次原因。"卫生资源不足,卫生发展落后于经济发展,这才是造成目前看病贵的最深层原因。"

钟南山在报告中列举了一系列的数据。他说,改革开放以来,我国对医疗卫生的投入翻了20多倍。但是,国家对医疗卫生的投入,在整个医疗卫生支出中所占比例却少了,而个人却承担了越来越重的负担。

"资源本来就不足,而这不足的资源配置又不合理,好医生、好设备多集中于城市中的大医院。"钟南山说:"大多群众将看病难、看病贵的原因,归咎于医院和医务工作者,这其实很不公平。"

(三) 中华外科学会主任委员杜如昱谈医患关系

中华外科学会主任委员、中国医师协会副会长、北京大学人民医院原院长杜如昱,对医患关系发表了自己的看法。杜院长认为:近年,医疗纠纷日益严重,其中原因固然很多,但很重要的原因是经济转轨过程中,原来在计划经济时期很简单的医患关系,变得复杂起来。"在计划经济条件下,医院的一切费用及患者医疗费用均由国家、企业来支付。医患间只是治病关系。而在市场经济条件下,医院、患者都存在不适应:医院缺少了国家的经济支持;患者由原来100%的公费报销,改为如今各种形式的医疗保障。此外,医生的道德规范、院方和患者以及家属的相互沟通和理解,为战胜困难创造了条件。这本来是我们中国特有的。但变为市场经济后,人们把后面这一部份给丢掉了。"

"随着医保制度的逐步确立,对公费医疗的取消,人们似乎也越来越形成了这样一种观念:我花钱,你看病,天经地义。现在,将消费者权益保护法引进医疗市场,目的是好的。但医患之间决不单是消费问题,看病毕竟是不同于买卖东西那样的简单交易。"

"医患之间只靠法律不行,而完全将其看成是一个买卖关系,只靠经济也不对。医疗是一个特殊的市场,医患之间究竟是什么关系?我认为应是一种委托关系。买衣服可以试来试去,但医疗不行。患者不能自主选哪一种药、选哪种检查,但医生根据他的知识将你应做些什么检查、吃什么药、花多少钱和带来什么痛苦,都要给你讲清楚。你同意,再进行治疗。但有的是容不得你讲清楚的，如休克的患者，这时患者就靠信任你这个医院、信任你这个大夫了。”杜院长说，“在诚信的前提下，往往会产生很好的疗效。”

“另一方面，从患者角度讲，一旦找到一个医生，就应该像当事人相信律师一样，患者也要将病情全部告诉医生。当事人是将其所有的荣誉、资产相托，而患者对医生可说是生命相托。律师打官司，一半是赢家，一半是输家。作为当事人，总要想方设法和律师打赢这个官司，而不是挑他的毛病，医生和患者也是这个关系。对于挑他毛病的当事人，律师尚且还可以说你这个官司我没法打，你说的条件我达不到，你找别人。但医生面对患者，有时是明知没法治，患者要你治，你还是得治。所以，医患之间要建立信赖的关系，你信不过的医院别去，信不过的医生别找他。”[4]

（四）中国工程院院士吴阶平谈医患关系

中国科学院、中国工程院资深院士、著名的医学科学家、医学教育家吴阶平，在审议卫生工作时，认为如今的现代医疗技术越来越发达，医患关系却越来越紧张。吴老讲：“健康和生命是最宝贵的，所以医生责任重大，不允许疏忽大意。真正的好医生要跟患者沟通，了解患者，要多做有心人，不断总结、思考，才能进步。”

（五）中国医师协会会长、卫生部原副部长殷大奎谈医患关系

“医生和患者应该是一个战壕里的战友，共同面对疾病，两者不应该是敌人。”近日，中国医师协会会长、卫生部原副部长殷大奎对医患关系发表了自己的看法。

殷大奎说：“目前，医院、医务人员成为众矢之的，出现了政府不满意、社会不满意、医院自身不满意的现象。现在不少医务人员非常压抑，如果一些高难度、高风险的手术，医生不愿做、不敢做了，最后受损害的还是患者。”

从以上古代和近现代的名医，对医患关系的见解可以看到，不同时期的大医，都将“救死扶伤”作为宗旨，都把“仁爱救人”作为调整医患关系的准则。自古以来，和谐乃中国传统文化之要义，大夫以救死扶伤为己任，引领着中国几千年的卫生事业发展历程，回首中国几千年的医药文化，无论是中国古代医术高明的扁鹊、李时珍还是现代国际名医白求恩，他们坚守着“救死扶伤、治病救人”的职业道德宗旨，一心一意为患者服务的理念，践行着他们的职业道德义务，维护、实现患者的健康权，他们从中获得了行医权，获得了患者及社会的信任与尊重，并获得了社会的认可，塑造了医务人员的美好形象；而患者对大夫也是尊重有加，非常信任，医患之间的关系和谐。由此可以看出，无论古代还是现代的名医都将传统医学道德伦理的“仁爱”精神，作为其行医之本，其执业活动中始终贯穿着孔孟之道的“仁爱”思想。

医患关系是医务人员与患者在医疗过程中产生的特定医治关系，是医疗人际关系中的关键，对医疗效果起着决定性的作用。在传统的医患关系中，医者以为患者谋利益为己任，享有较高的社会地位。被施救的患者往往怀着感恩的心态对待医者，医患关系相对比较单纯。而现代医疗体系中的医患关系，有些不同于传统的医患关系。医生由“治疗者”改变为“医疗服务提供者”，患者由“求诊者”改变为“医疗服务消费者”，医患关系越来越呈现出消费关系的特征。由于更多利益主体的介入，故近年来，医患关系日趋紧张，医患矛盾日益激化，已成为当前社会中的一个极为严重的问题。

社会调查中反映的医患关系现状

医患之间的关系紧张，主要表现为医疗纠纷与医疗诉讼不断递增。医患关系陷入冲突，则更多的是指由医疗纠纷升级而演化出来的医院暴力事件的增多。医疗纠纷是指患者在就医过程中，因对医务人员或医疗机构的医疗服务不满意，与医方发生的争执。从其产生原因看，可分为两类，即医疗过失纠纷和非医疗过失纠纷。医疗过失包括医务人员在诊疗护理等医疗活动中的医疗事故和医疗差错。这些过失往往导致患者的不满意或造成对患者的伤害，从而引起医疗纠纷。有时，尽管医方出现医疗过失，如果患者对此予以谅解，不加追究的话，则不会发生医疗纠纷。除了由于医疗过失引起的医疗纠纷外，还有一类是非医疗过失而引起的医疗纠纷。有时，医方在医疗活动中并没有任何疏忽和失误，仅仅是由于患者单方面的不满意，也会引起纠纷。这类纠纷，可以是因患者缺乏基本的医学知识，对正确的医疗处理、疾病的自然转归和难以避免的并发症，以及医疗中的意外事故不理解而引发，也可以是由于患者的毫无道理的责难而引起。[5]

当前，我国医患关系处于空前紧张的状况。特别是进入 21 世纪，这样紧张的关系，已经达到一个白热化的程度，医患纠纷的发生率，每年都以惊人的比例在攀升，频频发生的医疗纠纷，导致医患关系紧张，而紧张的医患关系又促进医疗纠纷频频发生。“医生被打”、“医院被砸”、“医闹”、“天价医药费”、“红包、回扣”成了频频见于媒体的名词。与此同时，“看病难、看病贵”也成为当今民众最大的抱怨和不满。请看下面的一组组数据：

2001年，中华医院管理学会医院权益维护及自律委员会对全国326所医院进行了多项选择式的问卷调查。结果显示，医疗纠纷发生率高达98.4%。发生了医疗纠纷后，73.5%的患者及其家属曾发生扰乱医院工作秩序的过激行为，其中43.86%发展成打砸医院事件。这些过激行为，对医院设施直接造成破坏的占35.58%，导致医务人员受伤的为34.46%。另外，在326所医院中，有86%～96%的医院发生过因医疗纠纷导致患者滞留医院、不出院或不缴纳医疗费用的现象。此种情况，也已成为医院面临的非常困惑和棘手的问题。[6]

2002年，农工党湖南省委对4家省级医院和6家市级医院的调查统计，1998年9月至1999年8月，共发生医疗纠纷184起，1999年9月至2000年8月，发生243起，上升87%；2000年9月至2001年8月，发生297起，上升22%。所发生的医疗纠纷中，不乏为无理取闹、殴打、辱骂医务人员事件。据统计10家医院纠纷情况来看，患者或家属无理取闹者，3年共263起；医务人员被殴打者，3年共74起。极少数患者和家属在纠纷中，采取非法行为。[7]

2003年10月，《中国青年报》发表文章，介绍了对广州市10所医院4062名工作人员所做的一项调查。结果表明，该市一年内有2619名医院工作人员遭受过不同程度的暴力侵犯。其中产生暴力的原因，分别有：未满足患者(或探视者)要求的，占40.4%；病情无好转或患者自认为无好转占21.3%；认为诊疗费用太高为20.4%；其他原因如肇事者有精神障碍为13.4%，候诊时间太长为10.1%，患者对医院的服务不满意为9.2%，患者酗酒或药物滥用为8.3%，患者意识不清为3.7%，由于患者死亡为6.4%等。

据另外的相关报道，2001年郑州市二级以上20多家医院中，几乎家家都不同程度地发生过暴力事件；2002年，常州市医务人员被殴打、围攻事件就达8起；在哈尔滨各大医院，平均每3天就要发生一起针对医护人员的严重暴力事件，而那些影响医院正常诊疗秩序的事件，更是不计其数。

2005年6～7月，中华医院管理学会对全国270家各级医院进行了调查：全国二级医院和三级甲等医院每年发生医疗纠纷中，要求赔偿的分别为20例和100例左右。全国有73.33%的医院出现过患者及其家属用暴力殴打、威胁、辱骂医务人员的情况；76.67%的医院发生过患者及其家属，在诊疗结束后拒绝出院，且不交纳住院费用；61.48%的医院发生过患者去世后，患者家属在医院内摆设花圈、烧纸和设置灵堂等事件。[8]

2008年《第四次国家卫生服务调查》结果显示，40.9%医护人员认为患者对其信任度降低了；25.6%的医护人员曾经遭受过患者的语言侮辱或躯体暴力；88.1%的医护人员认为在工作中有必要防范患者在未来对医疗行为提出质疑和追究。

上海医科大医院管理处曾调查全国7所医院，在582份问卷中发现：认为目前医患关系和谐和比较和谐的占24.33%，而认为医患关系紧张和比较紧张的占29.72%。上海第二医科大学附属仁济临床医学院的一项问卷调查显示：97.6%的医生近来碰到或时常听说医疗纠纷，71.7%的患者碰到或听说过医疗纠纷，近100%的医学生认为现阶段医患关系紧张。窥一斑而见全豹，现存的医患关系令人担忧。

这些严谨的调查，以及新闻报道透露出来的信息表明，中国医患关系已经进入到了一个相互冲突的时期。这种冲突，与几千年来的医患关系沉默历史，形成了巨大的反差，甚至已经超出了人们的心理承受能力。由于医患关系紧张造成的医患纠纷层出不穷，医患关系似乎变得既敏感又脆弱了。

热点医患纠纷案例

一、白衣天使成为“受伤天使”

当今，医患纠纷的暴力程度几乎让医务人员、医疗机构一谈纠纷就心惊肉跳，比如在上海这样一个国际化大都市里，从2002年9月《医疗事故处理条例》开始实施，至2005年10月就有近百位医务人员受到人身伤害。患方到医疗机构就诊，稍有不满就大吵大闹，扬言杀医生、烧医院的情况在纠纷案件中也屡见不鲜。作为一种社会事实,医院暴力事件在近十多年来成为了医院医疗秩序的重要干扰因素,甚至威胁到了医护人员的人身安全。但医院暴力事件真正得到媒体和社会公众的关注与了解,却是进入21世纪之后的事情。

2002年湖南衡阳"5·11"凌辱医生案

2002年5月11日凌晨,湖南省衡阳市某医科大学附属医院儿科主任医师袁教授,只穿着裤衩,裸露着上身和大腿,赤着双脚,双手抱着一个小孩的尸体在医院的楼群之间来回游走将近4个小时,并被打成颈椎骨折和颅底骨折,另有10多名医务人员在制止闹事中被无辜挨打。这是一起规模罕见的医患冲突,持有凶器的歹徒多达100余名。[9]

一个提案背后的案例与数据

2004年2月11日上午8时10分。四川大学附属华西医院普外一科医师办公室。全体医生、护士正在召开例行早会。突然门开了,一位用围巾遮住面部的中年女性走进办公室,走近该科主任李教授身边,问道:"你是李医生吗?""我是。请问你有什么事?"话音刚落,这位妇女二话不说,当即从身上抽出一把不锈钢刀,朝李医生头部砍去。顿时,李医生头部鲜血直流。手术报告显示:李教授前额、左前臂刀伤;前额粉碎性开放性颅骨骨折;脑震荡;失血性休克。

据警方调查,伤人者现年56岁,是成都一中学教师,其丈夫于2003年4月在华西医院接受肝癌手术,但效果不理想,伤人者认为这是医生救治不力造成的,遂产生了杀人动机。[10]

上例是2004年中影响较大的医护人员受暴力伤害恶性事件。这起事件震动了全国医务界。当时的中共中央政治局委员、国务院副总理兼卫生部部长吴仪,对这起事件的处理作了批示。

这起恶性事件发生后,华西医院无奈为"重点医生"配备了12名保镖。

名医死于患者刀下　血案凸显医患之痛

2005年8月12日下午,福建某医院临床基础学教授、博士生导师,享受国务院特殊津贴的专家戴教授,刚刚走进"国医堂"二楼诊室,一男青年手持一把钢刀,二话不说将刀直接刺进了他的腹部。戴教授赶紧用手捂住伤口跑到一楼门外,拦住一辆出租车。但他刚坐进车里,随后追赶而来的行凶者便拉住车门,又向戴教授连捅五六刀。出租车司机见状,一踩油门飞离“国医堂”门口,将戴教授火速送到福建省第二人民医院急救。戴教授最终因为肝脏等要害部位中刀,失血过多离开了人世,临了都没搞明白自己为什么而死。

凶手是戴教授的一个老病号,28 岁。10 年前,他患上前列腺炎,后来找戴教授看病,吃了他两年多的药,花去了不少钱,然而,病情不但没有好转,反而又患上了便秘、胃病等多种疾病。由于久治未愈,几年来几乎就干不了什么事情,把自己的病没治好的原因,归结到戴教授的身上,所以产生报复心理。[11]

据介绍,戴教授是一位德高望重的名中医,是“福建省高校名师奖”获得者和“福建省师德先进个人”。他平时为人和善,患者和其他医生对他的印象都不错,是一名医德和医术都很好的医生。戴教授遇害,他的同事和学生非常震惊,他们怎么也想不通,这样一位享受国务院特殊津贴的专家,怎么会惨死在他治疗过的患者手中。难道就是因为患者对治疗效果不满意,就去杀人?将来还有人敢做医生吗?这对他的学生和同行来讲,影响是极其恶劣的。

与此形成鲜明对比的是,该案在网上披露后,引起网民的广泛评论,但在 1000 多条评论中,80%的评论竟是“理解”患者。一位网民表示:“现在的医患矛盾很大,主要问题在医方,患者由于医疗知识的缺乏,完全处于被动。患者花了自己的血汗钱,甚至是借来的钱,到了医院后,稀里糊涂的钱就没有了,可病还没有看好。患者及家属心中的怨愤到哪里去发泄呢?”

医生护士全体戴钢盔上班

位于深圳市平湖的一家医院,连续数日医生护士全体戴上钢制头盔上班。不仅值班医生在诊室内戴着钢盔给患者诊断,连护士也不戴护士帽而用钢盔取代。医院其他工作人员,包括杂工和财务人员也戴上了钢盔,引来就诊的患者疑惑。原来医院因为与一死亡患者的家属发生纠纷,连日来医生护士遭受一伙人围攻谩骂。为了安全,医院才出此下策。

据介绍,患者 1 个月前因车祸转入这家医院。医院对其进行了充分的术前准备，在没有手术禁忌症的情况下，于第三天对其进行手术治疗，术后患者恢复良好，并于术后第 17 天准备出院。但在办理出院手续过程中，患者突然出现呼吸困难、面色紫绀、大汗淋漓等症状，随之呼吸心跳骤停，2 分钟后，经医生全力抢救无效死亡。[12]

院方向死者家属交待相关情况及初步估计的死亡原因，但是死者家属不理解，坚决要医院给个说法，并停尸 3 天。期间医院多次建议家属进行尸检，鉴定后明确死亡原因，再按正当途径索赔，但家属坚决不同意，还多次组织多人到医院拉上横幅，在医院烧纸钱，并谩骂医生护士，其中多次与医院人员发生肢体冲突。院方没有办法，只好让医护人员戴上头盔等防护工具，加强自身防护。

在古代，中国知识分子的理想是“不为良相，则为良医”。即便在当代，医护人员也曾被尊称为“白衣天使”。不知从何时起，这些曾经被奉为“天使”的一群，如今却处在矛盾频发、日趋紧张的医患关系中，似乎正越来越沦为可以被随意辱骂、挥拳的对象；受伤害的还有“脸面”。在公众的舆论中，这个职业的声望也正一路下滑。虽说医疗纠纷难以完全避免，但是，如今的医患纠纷不仅是频频发生，而且已经演变成了血淋淋的暴力事件。由尖锐的医患矛盾引发的人员伤亡，使广大医护人员在履行救死扶伤神圣职责的同时，也在心中留下了恐惧的阴影。

医院暴力事件，大部分是因为患者或患者家属对治疗效果不满意，或对医生群体不信任而产生的过激行为。可分为心理暴力和身体暴力两种。心理暴力包括口头辱骂、威胁和言语性的骚扰；身体暴力包括打、踢、拍、扎、推、咬等暴力行为。在上述暴力事件中，有些的确是由于亲人去世或久治不愈而情绪激动所致，这类事件往往在患者或家属情绪平静后，得以和平解决，但其中也不乏为获得经济补偿而无理纠缠的，抱有这样目的的人，往往“不达目的誓不罢休”，而且为了达到目的，不惜将事态扩大化[13]；也有些是患者对医疗效果不满意引发的医患双方的冲突，而医疗技术问题和相应并发症，是造成患者不满的直接原因。设想，假如这些案例发生在 80 年代或更早，当时的医疗技术尚无力解决和治疗这些疾病，患者及家属只能在无奈中接受最终的死亡或不愈结果，并不会引起医患之间的纠纷。而随着当代医学科学技术的迅速发展，一些先进的医疗技术被广泛地运用于临床，使疾病治疗的可行性大为提高，也相应给患者及家属带来了莫大的希望。然而，由于疾病本身存在的不确定性，术后并发症也难以防范，可控性在一定程度上难以把握。患者或家属把治愈的希望完全寄托在医生身上，而当美好的愿望与残酷的现实形成绝然反差时，患者或家属就会在心理上难以接受这一现实。人财两空的结局、失去亲人的悲痛、对技术的失望，全都转化为对医务人员和院方的强烈不满，在对医方的极度敌对情绪中采取过激行为，由此引发剧烈的争执和冲突。

医患冲突的不断升级，必然迫使医护人员更多地采取防御性医护措施。这将进一步加重患者的负担，反过来又激化医患关系，使医患之间形成一个周而复始的恶性循环。医患关系紧张的程度和纠纷的数量，促使医患关系向彻底对立的方向发展，我们甚至有理由在医患纠纷前面，冠以“恶意”二字。这样的局面，不仅使患者的利益得不到保障，致使患者对医方缺乏信任，同时医方也会因为惧怕纠纷而采取保护性医疗措施，以至患者延误最佳的诊疗机会，严重影响了医疗工作秩序和社会稳定，对我国医疗卫生事业的发展和和谐社会构建，产生极其不良的后果。

二、天价医药费

2005 年 11 月，“500 万天价医疗费”事件一经披露，举国哗然

住院 67 天花费 500 多万元！哈尔滨某医院“创造”了一项“中国之最”。有媒体报道：老人翁某住院 67 天，花费 139.7 万元，患者家属在医生建议下，自己花钱买了 400 多万元的药品交给医院，作为抢救急用，合计耗资达 550 万元。最终，几百万元的花费没能挽留住老人的生命，老人因抢救无效，于 8 月 6 日在医院病逝。

患者翁某的儿子在接受采访时气愤地说：“67 天共有 3025 份化验单，其中只有 35 份是合格的。7 月 25 日和 8 月 1 日，7 月 25 日输液 78604 毫升，8 月 1 日输液 69307 毫升，正常的人能受得了吗？何况一个老年患者？”

翁某的儿子告诉记者，他父亲住院期间，“67 天做了 588 次血糖分析，299 次肾功能检查，平均每天 4.5 次，而且每天都乘 4，我不知道这个 4 倍是什么意思？67 天做了血气分析 379 次，化验血糖、输液 1692 次，输血 968 次……”。

“最让我弄不明白的是我父亲住院 67 天，医院收了 88 天的钱，而且到了 8 月 15 日结账时，预交款剩余的 8 万元成了零。”

上述消息像瘟疫一样迅速传播，全国人民愕然，愤然！随之都提高了警

惕、擦亮了眼睛，看完病之后，都要核实一下账单。过去是患者对医院收费有疑问，才去医院查询。“550万天价医疗费”事件之后，即便患者对物价没有疑问，只是自己觉得看病贵，就去物价部门告状。医患之间的信任，犹如“9·11”事件中被撞的世贸“双塔”，一瞬间轰然倒塌。[14]

一位古稀老人用550万元“买”来中国目前“最昂贵的死亡”。此事一经媒体披露，医生仿佛一夜之间成了众矢之的，变相收费、重复收费、过度治疗等违规行为，在这家医院可谓登峰造极。医院和医生的形象，在百姓心中发生着质的变化，日益尖锐的医患矛盾愈演愈烈。

老人的收费账单显示，在住进医院心外科重症监护室的两个多月里，化验密度之大，不禁让人惊叹。目前，全国各地医疗机构正在上演着一场规模浩大的“军备竞赛”，大小医院争相进口最先进的医疗检查设备。设备越先进，收费越高，从而导致医生非理性开单检查。患者由于缺乏足够的医学知识，通常处于弱势地位，需要做哪些检查以及用什么药，都由医生决定，患者只能无条件服从。特别是一些大医院的门诊医生，一天接诊患者少则几十名，根本没时间给患者详细解释病情、治疗应该注意的事项等问题。患者往往排了一上午队，最后却被医生三言两语给打发了，致使不少患者糊里糊涂地看病，糊里糊涂地交钱。一旦有人坚持维护自己的知情权，其后果“不堪设想”。[15]天价医药费事件中的患者家属，就是考虑到老人的性命掌握在医生手中，而不敢索要收费账单的。

哈尔滨天价医药事件没有过去多久，深圳“120万天价住院案”又被媒体曝光。据报道，2004年9月13日，患者诸某因心累、气急入深圳某医院，在该院ICU住院119天，2005年1月10日病逝。医院账面显示，住院费用高达90余万元，自费购药达23万元之多，如果算上其他费用，总共花费达120万元。

据家属称，医院某一天账单曾显示患者当天有26次抽血记录，账单上还有一天内抢救60次，59次成功的记录。而家属翻看当时的医嘱，数来数去只有17次，剩下43次不知道是在哪里。在患者进了殡仪馆后，医院仍打出了15页的费用账单，共15184.72元。[16]

东莞一患者死后，欠“天价医疗费”被曝光。2011年2月，一名49岁的女工，因胆管结石入住东莞市一家医院。经28天的治疗未能痊愈，于上月死亡，留给丈夫的是一张高达45万元的医疗欠费单。"因胆结石住院一个月花费45万元"、"一个月输液330公斤，输血14000多毫升"、"患者死后仍在计费"……。此事引发网民热议，有人认为医院往往以"先进技术"为名，采取费用更高的治疗方式，这实际是一种"专业欺骗"。[17]

天价医药费事件看似偶然，实则必然，只不过是医院乱收费的一个极端案例。近年来，一些医院在改革进程中，逐渐背离了公益性质，把商品市场中的利润最大化作为原则，利用现行以药养医体制，盲目追求高收入。一些医院将创收指标分解到科室，科室再分解到医生。一些医生为了私利，置职业道德于不顾，对患者开大处方、重复检查、滥用药物、强制服务，大大加重了患者及家属的经济负担，严重侵害了患者的利益。

这些违规行为，为什么频频发生？在哈尔滨天价医药费事件中，如果不是主治医生出于害怕"背黑锅"，而站出来向媒体举报，此事可能会永远地被尘封起来。现实生活里，又有多少类似患者已经或正在、或将要被医院无情地"宰割"呢？患者的医疗安全，该由谁来负责？医院的医疗行为，该由谁来监管？在一些地方，卫生行政和价格主管部门对医院的违规收费行为，睁一只眼闭一只眼，对群众举报或自身发现的问题，查处不力，使一些医院有恃无恐、胆大妄为。从哈尔滨天价医药费事件中，不难看出：对于部分医院医疗行为的监管，仍然存在真空状态。

三、医闹频频上演

体现医患关系紧张的另一个极端的现象，就是"医闹"的出现和在全国范围内的大肆蔓延。新近出现的名词"医闹"，在网上的点击率已超过几十万次。"医闹"又称暴力维权，广义的"医闹"是指在医患纠纷发生以后，患方通过非法手段，扰乱医院的正常工作秩序或者暴力威胁医务人员，以此达到要医院赔偿的目的。

2006年7月10日，时任卫生部新闻发言人毛群安发布，目前，在一些医疗机构中，活跃着一批人，专门找一些发生医疗纠纷和可能发生医疗事故的人，到医院通过闹事获得经济好处。毛群安表示，"医闹"是一种违法的行为，它严重扰乱了正常医疗秩序，也是谋取不正当经济收益的手段。卫生部已与公安等部门就加强医院的秩序，做了进一步的沟通。据介绍，"医闹一族”或是在医院门前聚众静坐，或是在医院拉起要求赔偿横幅，严重的还将死者或伤者抬到医院门诊大厅，扰乱就诊秩序。在医疗纠纷中，当事人获得了医院的赔偿后，再与其他患者家属相互利用。[18]

据悉，有的地方早已出现“医闹”现象。例如在南京地区，从 2004 年底到 2005 年初，为防止“医闹”影响正常的医疗秩序，医疗和公安联合尝试在医院设立 110，选择鼓楼医院、省人民医院、第一医院等 8 家医院试点。

“医闹”现象的后果，十分严重。据广东省卫生厅统计，2006 年上半年，广东省发生了 200 起暴力索赔医患纠纷，平均每月为 33 件，而 5 月份更是达到了 41 起“高峰”。这些索赔金额，从 1500 元到 1500 万元不等，其中单起事件的直接经济损失，最高达 200 万元。[19]云南省卫生厅的调查表明，2001 年至 2003 年，全省因医患纠纷中患方打、砸、抢、闹，而造成的损失累计达 500 多万元，因医患纠纷造成社会治安案件 323 件、刑事案件 43 件。

近年来，在一些大中型的城市里，相继出现了以纠纷为生计的“职业医闹”，也称“闹托”。他们通过各种渠道，打听到患者或者患者家属与医院发生医疗纠纷后，以帮忙出面摆平事件为借口，在幕后组织策划、煽动家属纠缠医院。在与患者或患者家属达成分成比例后，以患者家属身份出面，参与纠纷调解。“职业医闹”通常不愿意与医院通过正当的法律途径解决纠纷，他们采取软磨硬泡或其他骚扰手段，如打横幅、纠缠医院负责人，通过静坐、谩骂、堵门等手段，要求医院给予赔偿。这些手段通常不会过激到触犯刑法，警方干预起来也比较困难。

中国医师协会完成的一项名为《在全国部分省市调查“医闹”的分析报告》显示，在全国 115 所被调查的医院，2004、2005 和 2006 年度“医闹”行为的发生率，分别为 89.58%、93.75%和 97.92%；平均每所被调查医院发生“医闹”的次数分别为 10.48 次、15.06 次、15.31 次；平均每家医院的直接经济损失分别为 20.58 万元、22.27 万元和 30.18 万元。[20]

2006 年 1 月《检察日报》称，医患纠纷依法处理的比例不超过 10%。在“不闹不赔偿、小闹有赔偿、大闹大赔偿”的不良社会风气舆论的影响下，多数人不选择走医患纠纷处理的正规途径，而以群访、闹访，甚至威胁的方式，向医疗机构和政府施压，以获得可观的经济补偿的目的。此外，也有别有用心的人将对医疗服务不满的人员纠集一起，专门在重大节日或我国重大政治活动期间进京上访、闹事，利用媒体宣传，制造各种谣言以惑众，煽动群众引发过激行为，唯恐天下不乱。

从2006年“医闹”事件开始升温到现在，几年过去了，“医闹”依然气焰嚣张，事件发生频率不降反升。

2007年，全国发生了两起影响极大、极具代表性的“医闹”事件。2007年7月份，福建某市妇幼保健院因遭受医闹冲击，医院不得不将住院患者转移至其他医院，停止一切诊疗活动，最终不得不赔偿22万元方了结此事。同年11月份，河南洛阳市某医院的4名护士，被患者家属非法拘禁达6小时，并遭受到对方的打骂罚跪。等到被解救出来时，其中3名护士已经昏迷。[21]

2009年6月29日《中国青年报》报道，农民杨某因病前往福建南平市一家医院就诊，手术顺利，但术后不久死亡。杨家要求赔钱，院方建议尸检，协商未果。杨家数十人封院门，摆花圈，扣押医生，演化到医患双方群殴，互有人员受伤，甚至防暴警察动用催泪瓦斯，也未能阻止事态恶化。最后市委市政府出面，在院方支付杨家21万元后，杨家撤离。数天后，80多名医生到市政府门前静坐请愿，要求“严惩凶手，打击医闹”[22]。

一场“轰动全国医药卫生界”的南平“医闹”事件，可谓惊心动魄！南平“医闹”事件，是一个医患对立的极端“标本”，如同留给全社会的一块伤疤。

2010年3月18日上午10时左右，坪山新区某公司的员工叶某，因感觉到头晕、心悸、乏力，到比亚迪社康中心就诊，输液后无好转，于13时10分转到坪山某医院急诊科就诊，诊断结果为重症病毒性心肌炎、心源性休克，心律失常，伴上呼吸道感染。院方迅速组织抢救，然而最终叶某还是经抢救无效死亡。当晚，院方即将死者病历复印给家属，并详细介绍了相关情况。19日，坪山新区公共事业局组织医院领导及部分职能科室负责人、内科专家，进行了讨论，要求院方妥善安置死者家属。随后，院方与死者家属进行了商谈，死者家属并无过激行为。然而，3月20日上午，大批自称是死者家属的人员聚集到医院门诊一楼大厅内，设置灵堂，点蜡烛，烧纸钱，并在医院内四处敲打铁盆，抛洒纸钱，致使很多患者无法就医，高峰期现场闹事人员多达100余名。在各方召开协调会期间，死者家属情绪激动，坚决不同意做医疗鉴定，一口咬定是医疗事故，要求赔偿。部分会场外人员还强行冲入谈判现场，砸毁办公室座椅，用矿泉水瓶砸向正在谈判的院方人员，场面一度失控，谈判被迫停止。该院院长被困会议室，长达7个小时[23]。

其实，大大小小的“医闹”事件每天都在医院上演。全国270家医院的调查显示，全国73.33%的医院出现过患者及其家属殴打、威胁、辱骂医务人员；61.48%的医院发生过患者去世后，家属在院内设灵堂、摆花圈烧纸、多人围攻威胁医生人身安全等事件。在发生南平医闹事件的六月份，全国各地见诸报端的医闹事件就达6起，共造成近20名医务人员伤亡。

“医闹”现象的出现，使医务人员的人身安全无法得到保障，“明哲保身”也就成了当今许多医生的信条。一遇疑难杂症，不少医生不约而同地选择回避，“能躲则躲，能推则推”，生怕“引火烧身”。特别是遇到风险较大的手术，医生就会一推了之，而患者也就失去了康复的一线希望，最终的受害者还是广大患者。

不采取“医闹”，患者应该走的正规途径又是什么？根据国务院2002年颁布的《医疗事故处理条例》，发生医疗纠纷，有以下三种解决途径：一是与医疗机构协商解决。二是行政解决，由卫生行政管理部门，依法对医患纠纷进行调解；三是司法裁决。但现实情况中，80%以上的患者不愿意通过法律途径去解决医疗纠纷，因为他们认为一旦走了正常程序，不但慢，而且最后还不一定拿得到钱。因而，利用“医闹”来解决此问题，就不难理解了。

而在美国，就很少能看到“医闹”。在宾夕法尼亚州，总共800位骨科医生，就有400位被患者提起民事诉讼。但美国人会选择打官司，很少去闹事。其原因在于美国人处理医疗失误的系统比较完备。每个医院内都有一个专门风险管理部门，负责调查医疗失误。他们从专业技术的角度，调查有争议的案例，以判断主管医生是否尽责尽力，是否有过失。如发现主管医生有过失，他们不仅有权对责任人进行专业处罚，而且还要向司法部门报告。除此之外，美国法律很严格，一旦医院被证明有过失，法官可能判罚赔偿数十万，甚至数百万元。美国的医药费往往是保险公司支付，所以保险公司会对医疗过程进行监督。这些系统的处理方法，使得患者的利益一旦受损，很容易得到专业鉴定，且通过各种途径得到赔偿[24]。所以若患者去医院闹事，反而会因为危害医疗秩序而被捕，患者自然不会选择“医闹”了。

“医闹”事件，不仅伤害了患者、医院和政府的利益，而且还会导致整个医疗卫生事业深受损害。对于医闹事件，医院往往以赔偿换来一时的事态平息，但由于是以牺牲医院的合法利益为代价，变相地成为了对"医闹"的纵容，而且会在一定程度上导致个别医护人员的过度防卫。我们试想，医生为了避免日后出医疗事故时承担责任，不论是否合理，只管上高档救治设备、药品，让患者做昂贵的检查。这样，医院是不出错了，可患者的经济负担将会越来越重。实际上，患者将会为医生害怕出错的过度谨慎，而承担高额的医疗费用。在此，我们也呼吁全社会的个别人，不要因为自己的利益而采取过激行为，损害到整个医疗行业的大环境。另外，对待"医闹"这种非法和违法行为，一方面有关部门应明令禁止，坚决取缔，必要时依据法律给予打击。一旦发现"医闹"，应立即干预制止，并将行凶肇事者绳之以法。另外一方面，"医闹"也作为一面镜子，从反面向我们揭示，当今医患矛盾已经十分严重，解决医患矛盾已经到了刻不容缓的地步。

四、看病难、看病贵

近年来，看病难、看病贵的问题日益突出，成为人们关心的热点问题。表现在：患者在看病过程中感觉到贵与难。"小病扛，大病挨，病危才往医院抬"；"脱贫三五年，一病返从前"——这些流传甚广的顺口溜，从一个侧面反映了长期以来广大患者看病难、看病贵的状况。医患关系处于一种紧张而焦灼的状态中。

2008 年，卫生部组织开展的第四次国家卫生服务调查结果显示，群众有病时，有 37.6%的人应就诊而不去就诊，有 25.1%的人应住院而不住院，其中 27.1%选择自我医疗，10.6%竟然不采取任何治疗措施。以上数据充分说明了中国老百姓看病难的基本状况。此外，2004～2008 年，医院门急诊医疗费用年均增长 3.25%，住院费用年均增长 1.60%。《2011 中国卫生统计提要》显示，从 2000 年到 2009 年，我国卫生总费用由 4586.6 亿元增加到 17541.9 亿元，其中个人卫生支出的比重，由 59.0%下降到 37.5%，但个人卫生支出的绝对数却在增长，由 2000 年的 2705.2 亿元上涨到 2009 年的 6571.2 亿元。年均增长率大约为 15.9%左右。群众看病怎么会觉得不贵?

患者作为对看病难、看病贵问题感受最深的一方，他们认为看病难究竟难在哪里?

由于医疗资源绝对不足，缺医少药而无法满足基本医疗卫生服务需求造成的"绝对性"看病难。新中国成立 60 多年来，特别是改革开放以来，我国卫生事业取得了显著成就，覆盖城乡的医药卫生服务体系基本形成，现在这种看病难往往发生在中西部经济落后、交通不便、地广人稀的偏远农村地区。

由于医疗资源与居民需求相对的不足，而造成的“相对性”看病难。患者找不到正规的医院看病，现在医疗广告太多，医托太多，一不小心就中招，既花了大钱，还延误了病情。即使到了正规的医院却也找不到正确的地方看病，医院那么大，小老百姓一进去就晕头转向，就跟进了迷宫似的，这对于腿脚不利、眼神不济、体力不支的患者，尤其是老年、残疾患者来说，真是一件不容易的事。看到了医生，医生说你的化验检查是外院的不行，要再做一次，于是开了化验，东奔西跑，找不到化验检查的地方，找到了又要排队等候，搞了半天，病看没看到，人家医院下班关门了，于是只好去吃饭，等下午开门。

卫生部部长陈竺指出了患者去大医院看专家“难”的问题。突出表现为：许多人看小伤小病，也不去基层医疗机构就医，而是纷纷涌到大医院。大医院车水马龙、人满为患，专家号一“号”难求。门诊看病“三长两短”：排队挂号、交费和拿药的时间长，但医生问诊和检查时间较短。据不完全统计资料显示：三甲医院一位医生一个上午要诊治30～40位患者，平均每位患者的诊治时间只有五六分钟。这些医院经常是人满为患，患者像是天天在医院赶“集市”；尤其是到这些医院找专家看病，患者往往要排几个小时的队，有的甚至要等上几天、十几天；患者入院、检查、手术排长队，抱怨连连；医生连续工作、经常加班，苦不堪言。结果是患者不满意，医生不满意。这是目前“看病难”的主要表现形式和特征。很多人把这种现象，称为“全国人民上协和”[25]。

看病难的原因有多重：

“我国现在缺乏分级、分工的医疗体系，造成绝大多数本应在小医院就能看的病，全挤到了大医院，既造成基层医疗的萎缩，又造成医疗资源的极大浪费。”全国人大代表苗毅接受《扬州日报》记者采访时表示，要解决这一问题，就要建立起百姓对区级或社区医院的信心。要明确区域医疗、等级划分及医疗定位，将大医院的优势资源与基层医疗机构，从体制、机制上有效联合，真正实现良性的大医院和基层医疗机构双向转诊。

我国医药卫生资源总量不足，而且配置也不合理，基层卫生服务体系薄弱。目前，全国的医疗资源80%在城市，20%在农村。相当多的医疗资源，都集中在大城市条件比较好的大医院，而社区医院、中小医院、卫生所条件都比较差，这使得患者一旦生病，首先想到的就是大医院而不是离家最近、费用最省的社区医疗机构，而其中有相当大的比重，是非危重疑难病例。在大医院不堪重负的同时，一些乡镇医院甚至一些县级医院的病房，却经常空置，患者稀少，甚至有些医院难以为继。大医院的资源得不到合理利用，大医院看小病、看常见病，人满为患，从而加剧了“看病难”。全国人大代表、苏北人民医院院长王静成认为，“这主要是因为患者不信任，才造成基层医疗人才缺乏，两者互相作用，形成恶性循环。公立医院的一些服务，过分强调自身的特殊性，忽视了患者的人性化需求和实际困难，也是造成看病难的重要原因。比如专家门诊仅有半天、双休日看病不便、外地群众挂号时间难以满足，等等。”

近年来，在患者中流传着这样的顺口溜：“小病忍，大病耐，快死才往医院抬”、“脱贫三五年，一病回从前”、“一人得病，几代受穷”，“看不起病”成了中国人就医现状的真实写照。看病贵，究竟贵在哪里？卫生部部长陈竺认为“看病贵”的概念更复杂，涉及到看病就医的价格、费用以及医疗费用对家庭个人的经济影响等多方面的情况。

“个人主观感受的看病贵”。患者主观认为看病就医所花的钱，超过了自己的预期水平，或者认为所花的医疗费与看病的效果相比，不太理想，钱花得不是“物有所值”。这种认识和感受来源于生活经验。比如，30年前，在县医院做一台阑尾炎手术，只需要几十元钱，但是，现在则要花几千元，医疗费涨了几十倍，患者当然抱怨“看病贵”了。

“家庭无力支付的看病贵”。这类“看病贵”的实质，是疾病的经济负担过重，而缺乏有效的社会医疗保障问题。有的为给亲人看病，全家举债，甚至卖房子卖地，倾家荡产。比如，儿童急性粒细胞性白血病，可通过骨髓移植治愈，但其总花费高达四五十万元，普通城市工薪家庭和广大农村家庭，一般无力承担。另据《人民日报》一位读者来信：不久前，我一个农村朋友家的小孩生病住院11天，医疗费总计4050多元，新农村合作医疗才报销了

600元,其余3450元说是自费项目,不能报销。2005年11月,某媒体图文报道,在某大医院的门外空地上,一外地患者家属,每天夜里就睡在支起的帐篷里,那可是已经进入冬季的北京啊!

“社会无法承受的看病贵”。从社会发展角度看,全社会医疗费用的总水平,有一种不断增长且增速居高不下的趋势,但如果不能有效控制,当它超过了整个社会的承受能力时,就会影响社会经济的可持续发展[26]。

从大体上看,我国政府对于卫生事业的投入,无疑是在不断增加的。比如,“新医改方案”中也明确指出:3年内国家对于医疗事业的投入,要达到8500亿元人民币。为什么仍然存在严重的“看病贵”问题?

一是政府的财政支持力度和预期的目标之间有较大的差距。根据国家统计局的统计数字,我国总体医疗费用1980年为143.2亿元,到2007年达到11289.5亿元,上升了78倍;国家用于医疗的投入,1980年为51.9亿元,到2007年为2291亿元,增长了42倍。也就是说,花的钱增长了78倍,而补助的钱只提高了42倍,看病越来越贵的现实,自然是不言而喻了。

二是在当前的医药体制下,加上监管不力,许多医院都出现“以药养医”的情况,而“医保”报销制度由于额度的限制,又无法负担高额的药费,因此,目前的制度无法真正让老百姓得到实惠。如果药价得不到有效监控,水涨船高,老百姓为看病所花费的药费自费部分,仍然是非常巨大的。

三是过度检查和过度用药,是看病贵形成的一个重要原因。现如今由于一些原因,在临床中很多医生选择实验室检查,替代临床检查诊断,而且往往涉及多种检查手段,包括采用一些高级的、昂贵的检查手段。一位不愿透露姓名的医疗器械推销员说:进口的一次性医疗耗材,本来就很昂贵,经过滚雪球式的一道道中间环节,到患者那里价格就臃肿不堪了,看病能不贵吗!看病贵、看不起病,老百姓气儿能顺吗?气儿不顺能不出现纠纷吗?同时一些医院对于转诊患者或者复诊的患者,还采取了重复的检查等等。医生作为驱动患者开支的主体,一方面以患者利益代理人的身份,向患者推荐治疗方案,另一方面又以医疗服务供给方的身份,从患者身上取得自己的经济利益。这种双重冲突角色,本身就包含着利益冲突,这也是医疗费用上涨难以得到有效控制的深层次的制度原因。特别是卫生服务是具有高度专业性和高度技术性的服务,患者很难掌握复杂的医疗信息,医患双方处于较严重的信息不对称状况，这使得广大患者对医生形成一种依赖，希望通过医生所提供的服务，来维护和增进健康。如果在这种情况下，医务人员具有经济利益的诉求，"看病贵"就会成为了必然。这种过度的医疗消费，一旦发展开来，医疗费用上涨和资源浪费，就将成为社会性问题。社会各方，尤其是各类消费人群负担加重。财政投入更为不足，于是形成一轮又一轮的恶性循环。

针对如何有效地缓解"看病难、看病贵"的问题，卫生部部长陈竺在2011年2月18日作深化医药卫生体制改革形势报告时指出，缓解"看病贵"，可以通过加快推进基本医疗保障制度建设，使群众个人负担得到减轻。同时，国家基本药物制度在基层稳步推进。实施基本药物制度的地区，零差率销售基本药物，使药价平均下降30%左右。陈竺说，"十二五"还要提高基本医疗保障制度覆盖面和保障水平，缩小城乡医疗保障差距，争取到"十二五"末把个人承担看病费用的比例，减至30%以下。在谈到如何解决"看病难"时，陈竺说，要通过建立比较完善的基层医疗卫生服务体系，使人民群众不出社区和乡村，就能享受到便捷有效的医疗服务。同时，为解决全科医生不足这一制约基层医疗服务质量的瓶颈，出台了以全科医生为重点的基层医疗卫生队伍建设规划，3年内通过转岗培训、订单定向培养等多种方式，为基层培养一批本土健康"守门人"。[27]

五、红包、回扣的诱惑

"红包"、"回扣"现象由来已久，并不断蔓延，不仅加重了患者负担，而且加剧了医患矛盾纠纷，毒化了社会风气，损害了社会公信度。同样也损害了医疗卫生机构的声誉，玷污了白衣天使的职业形象。近10年，"红包"、"回扣"现象，有愈演愈烈趋势。

2003年12月24日，22岁的郑某喜得贵子，可剖宫产手术后不久，她就感到腹痛难忍。2004年1月8日，天津一家县医院通过手术从其腹中取出一块39厘米×18厘米的纱布。因其绝大部分小肠、回盲部和结肠已经溃烂、粘连，医生决定保留1.7米小肠，其余部分全部切除。郑某因此终生蒙受短肠综合征的困扰，无论吃多少顿饭，都不会长肉，而且浑身无力，免疫力低下。[28]

郑某的父亲在接受采访时说:“当初,我闺女做手术时,我没给医生送红包,事后想起来,我总免不了责怪自己,虽然现在事情已经发生,无法挽回了,但我总是在设想,如果送红包能够让我闺女少受这些罪,我宁愿当初送红包。”

2010年7月,深圳“疑嫌红包小,缝产妇肛门”事件,让给医生送红包成为人们关注的焦点。“助产士竟把我老婆的肛门给缝上了,太黑心了!”深圳陈先生的妻子在医院生产时,肛门被缝住。陈先生怀疑是助产士嫌红包给的少故意报复,因为在妻子待产期间,助产士4次暗示给红包。[29]

红包出现在医患之间,并不是近年来发生的新鲜事。在清代,患者向医生赠送的“红包”,就同时具有了两种性质:它既是工具性的,目的是在短期内购买良好的医疗服务;它又是表达性的,目的是建立长期的社会关系。向出诊医生出诊送红包,逢年过节,或者医生家中有婚丧、嫁娶、搬迁等大事时,患者和家属照例要赠送“红包”。在日常生活中,患者和家属也会隔三差五地向医生馈赠食品礼物,这些行为并没有直接的短期的工具性目的,只是为了联络感情、维持长期关系,而进行的表达性礼物交换。

而目前给医生送红包,似乎早成了医患两者之间的“潜规则”。这股暗流,也在潜移默化地改变着医患关系。近年来,由于国家治理越来越严,这种现象少了很多,但在人情社会,有些红包是不可避免的。所以这种现象,一直顽强地存在着。家里有了患者,人们必定要在正常的医疗费用之外,再额外支付一个或几个红包。送的人求个平安,收的人也似乎心安理得。然而,送红包的人心理并不平衡。当这种现象呈现蔓延之势的时候,它也成了造成医患关系严重不和谐的一个重要因素。

红包有多大?某网站对708位网友进行了“你会给医生送红包求踏实吗”的主题调查。调查显示,70%的网友给医生送过红包。在给医生送过红包的网友中,88%的人送的是现金。77%的网友称给医生送过红包后,感觉医生的态度明显好转。14%的网友表示自己的亲戚朋友,在看病时给医生送过红包。仅有16%的网友称没送过。[30]从数据可以看出,送红包现象确实已经成为一种网友在求医问诊过程中的潜规则。送红包的网友中,39%是为了求个心里踏实,不送怕医生不尽心治疗;31%的网友称自己是人云亦云,随潜规则行事,别人送自己也得送;22%的网友担心不送红包,会引起医生不满,给自己添罪受;6%的网友则表示医生的辛苦工作,让自己或者家人康复,送红包完全是出于表达谢意。

红包现象在目前的医患之间,究竟到了何种程度,也许连政府官员也无法说清。针对红包泛滥及愈演愈烈的现状,《中华人民共和国执业医师法》第二十七条明确规定,医师不得利用职务之便,索取、非法收受患者财物或谋取其他不正当利益。第三十七条更规定了罚则:由县级以上人民政府卫生行政部门给予警告或者责令暂停6个月以上、一年以下执业活动,情节严重的,吊销其医师执业证书;构成犯罪的,依法追究刑事责任。

但事实上,一些医生依旧我行我素,照收"红包"。究竟什么原因让医生视法规于不顾呢?一位刚开始收"红包"的医生告诉记者:"我收'红包'是受周围环境的影响,比如同一科室或同一手术的时候,大家都拿到了'红包',而当'红包'也同样摆在自己的面前时,想拒绝的勇气便没有了,因为我怕人家以后不再带咱'玩'啊!"

在痛斥医生收红包的丑恶现象时,钟南山医生用了"极为丑恶"4个字。他说:"答谢医生有很多方法。医生最重要的是赢得人们的尊重,而不是物质待遇。"但他也坦言,"在国外,医生的收入比工程师高1/3,而我国的医务人员待遇普遍偏低。中国医生不少,合格的不多,应该建立淘汰制,淘汰不合格的医生。[31]

前些年,许多因"工作不爽"或"良心发现"跳槽出来的医药代表,纷纷在媒体上揭露药品回扣的黑幕,医生利用处方权收取回扣,早已是"公开的秘密"。《中国经济时报》报道说,每年仅药品回扣一项,就侵吞国家资产超7个亿!

2010年11月,浙江省磐安县一家医院31名医生被指控收受制药公司销售人员回扣。有人举报称,在义乌一辆出租车内发现有乘客落下的两张清单和一张"江苏正大丰海制药有限公司医药代表胡××"的名片。清单名为"金华市某县医院5至11月果糖用量费用汇总表",表中列有该医院31名医务人员的姓名、科室、药品用量及"医生费用"。在这份名单中,包括多名医院部门负责人,共计31人。从这两张清单看,该果糖单价42.6元,"促销费"8元,"医生费用"为"促销费"乘以药品用量。"医生费用"最高的为2.2万元,其次为1.5万元、8000元。[32]

2010年12月，另一起“回扣门”事件，再次将医生收受回扣的话题，推到了风口浪尖上。发帖的网友称，自己在公交车上捡到了一个U盘，U盘里有一份清单，涉及多家医院的名字，并有所谓各科医生的名字及回扣数目。帖子共贴出了8张表格，这些表格详细列出了医药代表的名字、医院名称、科室、医生姓名、药品品种、上月底的库存情况、上月实际消化、出库、本月计划消化，包括拜访医生的形式和支出费用等等。在这些表格中，“医药代表”特别注明了和医生“达成协议”的方式，分“特访”、“宴请”、“家访”等几种。支付的“回扣”金额，从5000元到20000元不等，其中一家医院需要支付的资金总额高达38000元。[33]

面对一些医疗机构和个别医务人员有收红包、拿回扣现象，各地喊打。湖南省卫生厅2003年出台了《关于医疗卫生单位工作人员收受红包、回扣有关问题的处理规定》:医务人员收受红包、回扣，累计金额5000元以上，其“饭碗”就不保了。2004年，南京市卫生局召开的纠风专项治理大会上提出，对收受红包、药品回扣、开单提成等违纪行为，查实一次，责令停止执业；重犯者，吊销其执业证书。广东省卫生厅颁布医疗卫生机构及其工作人员索要、收受红包、回扣责任追究暂行办法，对索要、收受红包与回扣的，实行责任追究，10000元以上的，给予行政撤职或者开除处分，其直接负责人也要给予行政降级或者撤职处分。[34]北京市卫生局也制定了《专项治理红包和回扣的规定》，对收受红包的医务人员，将严格按照有关法规进行处罚，情节严重者，将依法取消其医师执业资格。

然而，在严格的制度面前，收“红包”、“回扣”现象却如牛皮癣般黏附在医患之间，它不仅隔断了医患间的鱼水之情，也加重了患者的经济负担，成为医患间信任的最大障碍，使得如今的医患之间出现了一种信任危机。有些患者认为如果不送，可能就找不到好医生；有些患者则认为大家都在送，我如果不送，医生可能会对我治疗不利；有些患者抱怨医生开大处方吃回扣，这使医患之间原本就应该的诚信关系大打折扣。美国麻省卫生福利卫生政策高级研究院John Cai博士表示，医生收红包，类似一种治疗中的黑市现象，在医疗价值低于实际的劳动力价值时，就可能发生通过“桌子底下的交易”，来得到经济上弥补的情况。这种现象，要一分为二地对待。医生的劳动价值太低，如果没有红包，也许患者连得到好的治疗的机会都没有，最后甚至会没有人愿意当医生。

在美国，红包现象基本是不存在的。因为美国医生的收入很高。同样的原因，也杜绝了回扣现象。此外，美国医生与患者之间很少发生直接的金钱交易，而是通过第三方的保险公司来进行经济上的交流，医生也没有收取药品回扣的空间。[35]

虽然“红包”、“回扣”事件，时有发生的原因错综复杂，但在业内人士看来，“红包”、“回扣”是医疗资源分布不均、医药体制不完善的产物。一是医生‘账面收入’太低，与其劳动付出和价值，以及高风险、高技术的职业特点严重背离。二是患者和医生之间供需矛盾突出。医生的数量包括医院的医疗设备和看患者数矛盾突出，导致医院查处红包不利。因为查也好，不查也好，每天都有很多的经济利益。三是药价虚高，为“回扣”的形成创造了巨大的空间。药品生产价和市场交易价之间巨大的差额，使得一部分利润，以“回扣”的形式流入了某些医护人员个人的腰包。

那么，如何狠刹“红包”、“回扣”之风呢？应该加强行业医德医风建设，加大监督惩治力度，以增强政策威慑力，提高医务人员违法违规的法律成本。更重要的是正视医疗体制本身存在的问题，解决“红包”、“回扣”问题的根源，抓紧促进医疗改革。

注释：

[1] 陈梦雷. 中国历代名医传[M]. 科学技术出版社，1987.

[2] 周一谋. 历代名医论医德[M]. 湖南科学技术出版社，1983.

[3] 李霁. 诚信与中国患医关系的重塑[D]. 湖南师范大学，2004，4.

[4] 杨锐. 医患之间再造诚信[N]. 健康时报，2003-09-18.

[5] 李霁. 诚信与中国患医关系的重塑[D]. 湖南师范大学，2004，4.

[6] 郑雪倩，邓力强，陈春林. 对326所医疗机构医疗纠纷和侵权事件的调查报告[J]. 中国医院，2002，(6)：24-30.

[7] 李霁. 诚信与中国患医关系的重塑[D]. 湖南师范大学，2004，4.

[8] 卫生部长高强坦诚医患关系紧张主因在医务人员[N]. 华夏时报，2005-09-30.

[9] 曹勇. 衡阳5·11医生受辱案深度内幕[N]. 南方周末，2002-06-21.

[10] 刘琳，汪伟. 医患关系越来越紧张　白衣天使沦为受伤天使[N]. 新民周刊，2005-01-19.

[11] 司雪. 医患之间的战争[J]. 北京文学，2006，(7)：29-56.

[12] 王平. 医院全体医生护士为安全戴钢盔上班[N]. 广州日报，2006-12-25.

[13] 李霁. 诚信与中国患医关系的重塑[D]. 湖南师范大学，2004，4.

[14] 司雪.医患之间的战争[J].北京文学,2006,(7):29-56.

[15] 杨步月.老人住院花费550万　最昂贵死亡揭医疗界伤疤[EB/OL].http://news.sina.com.cn,2005-11-28.

[16] 宋元辉.深圳天价医药费调查出结果　医院违规收费10万多[N].南方都市报,2006-01-16.

[17] 周强.东莞天价医疗费曝光[N].西江都市报,2011-04-08.

[18] 李琭璐.医患之间[J].报告文学,2007,(2):18-37.

[19] 广东省上半年发生200起医疗暴力事件[EB/OL].http://www.sina.com.cn,2006-09-09.

[20] 王淑军.3年来"医闹"愈演愈烈[N].工人日报,2007-01-10(11).

[21] 修金来."医闹"为什么越来越凶[J].中国医院院长,2008,(3):22-23.

[22] 刘文宁.关于南平"医闹"的几个设想[N].工人日报,2009-07-03(3).

[23] 江丽芹.坪山发生"医闹"事件现已平息[EB/OL].http://www.qqyy.com,2010-03-22.

[24] 毛寿龙.美国为啥没"医闹"[N].生命时报,2007-02-10.

[25] 卫生部部长陈竺:辨证看待"看病难看病贵"[N].人民日报,2011-02-24.

[26] 陈竺:深化医改　逐步缓解群众看病就医问题[EB/OL].http://www.moh.gov.cn,2011-02-21.

[27] 卫生部部长陈竺回应"看病难、看病贵"6大问题[EB/OL].http://www.gov.cn,2011-02-19.

[28] 天津市首例医疗事故罪　受害人后悔没送红包[EB/OL].http://www.wfnews.com.cn,2010-08-09.

[29] 高立红.本市妇产科医生揭"红包"潜规则[EB/OL].http://www.tianjinwe.com,2010-08-03.

[30] 荀志国.调查显示70%网友曾给医生送红包　为求心里踏实[EB/OL].http://newa.cn.yahoo.com,2010-10-29.

[31] 潘圆.钟南山:医生收红包极为丑恶　淘汰不合格医生[N].现代医院报,2006-03-09(3).

[32] 何百林.磐安一医院31名医生卷入"回扣风波"[N].金华晚报,2010-11-25.

[33] 刘延丽.一个U盘引发的行业"地震"[N].钱江晚报,2010-12-19.

[34] 杨丽佳,臧继全,李天舒等.红包回扣　各地喊打[N].健康报,2004-04-20.

[35] 美国医生收红包吗[J].健康大视野,2006,(2):35.

到底是什么“问题”

——医患双方有话要说

近年来，医患之间冲突频频发生，一件件医患纠纷再次叩问医患关系。医生与患者都表示自己是受害者，你不信任我，我说你坑钱；看病要找熟人，拿药尚且三思；医生辛苦又“心苦”，患者受罪又受气……。医者、患者的诉苦不绝于耳，无一例外的成为影响医患之间同步共振的不和谐音符。既然医患双方都有一肚子苦水，那么，我们就有必要仔细聆听双方的诉说，看看医患之间到底发生了什么？

医者的告白

一、从医之路的艰辛

医生从医之路的艰辛是常人难以想象的。

从医生毕业到真正工作，再到晋升，起码要经历的过程大致是：实习医生——住院医师——主治医师——副主任医师——主任医师。如果本科毕业后继续读硕士研究生，读博士研究生，时间至少还要往后推6年。看过一个数据，目前中国的医学博士约占博士总量的1/5，是博士中最大的一个群体。而学历教育，仅仅是一个基础，要成为一个能独当一面的医生，至少还要10年临床工作以上。在住院医师阶段，每个医生一周至少值两个夜班，这就意味着工作时间已经达到48小时，而目前国内所有的医院，无一实行五天工作制，而毫无例外的实行五天半工作制，更多的医院规定，周日主管医生必须到医院查房，节假日也不例外。抢救患者要求随叫随到，而节假日值班，从来没有加倍工资，医生工作时间长是一个不争的事实。此外，大多数医院规定，如要晋升，论文和外语、计算机除外，必须通过为期一年的总住院医师岗位。这个岗位，意味着你一周只能有一个晚上回家，和老婆孩子团聚。另外的时间，要求24小时在院在岗，5分钟内必须能到达病房。假如你是公司职员，你上级说你要晋升主管，必须也通过一年这样的考察，你肯定会骂老板惨无人道，而这却是医生，尤其是大医院医生晋升的必由之路。即使晋升又如何呢？职位的提升，不仅意味着工资待遇的提高，而且也意味着责任的加重。只要一件医疗差错，数十年名声付之东流。高额的索赔，更是令人不寒而慄(通常医院规定，由当事人负担部分赔偿)。据报道，目前国内最高索赔是500万，哪一个工薪族能负担得起？[1]

医生工作的忙碌，是难以想象的。有资料显示：我国医生平均每天接诊4.5个患者，但实际上，大医院医生每天接诊的患者要超过50人。北京协和医院、北大医院、人民医院等知名医院，一天的门诊量超过8000人是常事。在远道而来的患者央求下，专家接诊的患者数每天都要超标，上午的门诊延长到下午两三点，已是司空见惯。因为患者太多，北京酒仙桥医院的一位专家，只好把门诊时间提前到早上6点半……。可见，医生的劳动强度有多大。[2]

走路四平八稳的不是医生,医生走路一阵风。医生上班时间,整个人像陀螺一样高速旋转,加班是常有的事,节假日赶上有危重患者,更是不敢休息。

在同仁医院眼科,每逢周五,是眼科主任出诊的日子,患者就会将诊室里三层外三层,围个水泄不通,原本不足10平方米的诊室,显得更加狭小。只要诊室的门一打开,就有患者将头探进去,或者干脆走进去问医生,还有多久才能轮到自己。负责叫号的护士一边把人往外赶,一边无奈地告诉记者,像"到外边等着去"类似这样的话,其实她们也不愿意说,但患者和家属都拥到诊室里,不仅侵犯了正在就医者的隐私,也干扰了医生的工作。像这样的专家级医生,一上午看过五十多个患者,再加上不停地加号,他最多的时候看过80位,而因此忽略吃午饭早已成了习惯。

《生命时报》联合搜狐网、丁香网,对北京、上海、武汉等8个城市的解放军总医院、北京协和医院、上海交通大学附属第一人民医院等19家医院的医务人员,进行了问卷调查。结果显示,在参与调查的2183名医生中,近八成人每天工作8～12小时,67%的人曾连续工作超过36小时。更令人揪心的是,83%的医生称同事中有人患了癌症;37%的人周围有同事猝死。可见,医生的健康状况已然拉响了"警报"。[3]

医务人员常年工作在防治疾病的第一线,身体常常超负荷运转,加上工作压力大,心理负担重等因素,导致大脑神经系统长期处于高度紧张状态,失去对中枢或外周免疫器官的有效调节,免疫功能降低。医疗工作是一种高风险的工作,医生诊治过程中稍有不慎就会对患者产生不良的后果,可谓是"如履薄冰,如临深渊"。这种高风险本身,给医务人员产生巨大的身体方面和心理方面的压力,使得从业人员感到身心十分疲惫。

北京协和医院一位内科主治医生,描述了他普通一天的工作情况:早上8点上班,但一般7点40前就到医院交接班,先把病房里十几个患者的病情问一圈;8点开始组织查房;10点左右就要等教授进行三级查房,遇到通情达理的,回答清楚问题就行了;可要是碰上不好沟通的,得耐着性子解释个把小时，说到口干舌燥，也难让他们满意。下午1点半上班，要么出专科门诊，要么有文献汇报。到晚上七八点钟，好不容易下班回家了，可连句话都顾不上和家人说，就得接着赶晋升的论文、和人签约的书稿……。一天能睡三四个小时，就很幸运了。“那帮年轻的住院医生，比我们还累，经常三四十个小时‘连轴转’，把科室都当家了。”[4]

年轻医生的生活状态如此，教授们的工作也不轻松。一位肿瘤界颇有名望的专家告诉记者，他出门诊时，一个患者接着一个患者，很难有喝水的时间；甚至连上厕所，都有患者跟着，怕你借机“开溜”。调查显示，在工作时间能喝上一杯水或根本没时间喝水的医生占80%，96%的医生曾在工作中憋过尿；而中午不能按点吃饭，或只能飞快吃饭的医生占到了83%。

“印象中，我几乎没在中午1点前离开过诊室。没办法，患者来一趟不容易，挂上专家号更不容易，要是草草了事，怎么对得起人家?”一位专家这样说。更让人无奈的是，现在“看病”，只是他很小的一部分工作，更多的时间要拿来做科研、出外讲学。“北京军队医疗水平的确比地方高很多，传播和交流学术很必要。否则地方上的医疗水平上不来，吃亏的还是老百姓。”于是，不少专家周末打着“飞的”全国转；周一照样要打起精神上班。

“骨科大夫是外科医生中最累的，一台手术没有十多个小时，根本下不来。记得当初做学生的时候，老师就说过，一个合格的外科医生要有三功——站功(能一站几个小时)、饿功(手术时能忍饥挨饿)和憋功(在手术台上绝不上厕所)。除此之外，一些医生还把吸烟当作最能提神的方法。当初还不相信老师的话，真正工作之后，才发现事实确实如此。”南京大学附属鼓楼医院骨科主任、全国著名的脊柱外科专家邱勇这样说。[5]

当医生辛苦，医生究竟有多累，他们的健康透支到何种地步？有人这样描述和医生偶遇的情景：“只见一片白影在你的眼前瞬间飘过，还没看清他的面貌，就只看到10米开外的后脑勺了。”这是工作中的医生，给很多人留下的是片刻不停的印象。而在医生自己眼中，他们的一天像张拉满了的弓。“多运动”、“多休息”通常是医生对患者说的，而他们自己却忙得不能运动，即使节假日也很少休息。在中国医生的生存报告中，当问到“平均每个工作日在单位的时间"时，仅5.8%的医生选择了"少于8小时"，工作8～12小时的人占77.8%，16.4%的人甚至超过12小时。此外，49.2%的人每隔4～5天，就要上一个夜班，76.1%的人中午休息不超过半个小时；80%的人工作中顶多只有10分钟的时间休息。此外，参与调查的所有医生，都曾连续工作24小时以上。其中18%的人曾连续工作48小时以上。

北京某三甲医院一位不愿透露姓名的住院医师，已经不记得有多少个春节没回老家和父母一起过了。"每年春节就算不用在病房值班，初四也得参加科里的大查房，况且过年值班这种事，我们年轻人肯定得冲在前面，哪有时间回家呢？我知道老人想过个团圆年，但实在没办法，只能打电话报平安了。"这位医生告诉记者，他还一直觉得愧对妻子。"结婚这么多年了，因为要值班，没一个长假能带她出去旅游，平时见面都说不上几句话。好在她也特理解，一直很支持我。"[6]

如此大的工作强度，直接导致相当一部分医生难有个人生活，双休日、黄金周等休息时间，也多半"铺"在了工作上。调查显示，近一半人"工作日平均与家人相处的时间"，不足两小时，超过4小时的仅7%；近90%的人"每个月和朋友在一起的时间"少于2天。同时，仅3%的医生能休够"双休日"；不足1%的人休满过7天的"黄金周"，60%的人甚至休息不了3天；超过50%的人从未享受过年假。

医务人员是一个特殊的群体，处于社会高期望状态，长期工作紧张，承受着超负荷的工作量。有一条短信这样描绘医务人员："表面风光，内心彷徨；容颜未老，心已沧桑；成就难有，郁闷经常；比骡子累，比蚂蚁忙。"短信虽然失之偏颇，但从医的辛苦和面临的高风险、高压力，只有每个身在其中的医务人员才会有领悟和感受。

二、难以总是演绎妙手回春的愿景

时常在就医过程中，听患者说这样的话：大夫，我这病就交给您了。您一定得给我治好。要不就是：大夫，这药肯定能去根吧?!

一位不愿透露姓名的医生说，每每患者说这种话，都有种千斤压顶的感觉，好像这病如果治不好，就是医生的错，无形的压力悬在自己的头顶。北京中日友好医院的一位医生说："现在医学进步了。但是，很多的、甚至非常常见的病，还是没有找到病因，在治疗中是除不了根的。不过患者花了很多钱后，期望值也随之变高，这种心情我们能够理解。”

“每天都有生和死，可为何医院里的死亡，总是不能被人原谅？医学所能解决的问题是有限的，医生不是‘神’，怎么能保证每个患者都能救活呢？”一位医生这样说。

据《北京晨报》报道，武某，62 岁，因患有慢性肺结核病至北京某医院就医，在医生的指导下服用抗结核药，两周过去，武某认为效果不佳，还有一些不适症状，便与其主治医生发生争吵，责怪没有尽力为自己治疗，并将药物扔到医生的头上，并殴打医生，致使该医生面部、眼眶周围血肿。

“病来如山倒，病去如抽丝。”患者就医心切，恨不得一用上药，马上就见效果，妙手回春。如不然，则感到大失所望，大发牢骚，乃至谩骂、殴打医生。由于医学是一种高风险的行业，而所谓的高风险不仅体现在诊断、手术有难度，更因为患者存在个体差异，比如不同的人患同样的感冒，吃相同的药往往会有不同的效果。对患者在用药后出现的不良反应，患者或家属的第一反应是医生用药不当，而医院认为“是药三分毒”，患者用药后产生不良反应是由多种原因导致的，与患者的体质等有一定的关系，与医生的医疗水平无关，更不是用药不当所致。目前，在许多情况下，医生还做不到根治疾病，尤其是非传染性慢性疾病及恶性肿瘤，更是如此。治疗，只能起到缓解症状、延缓病程的作用。此外，手术并发症也是医院经常碰到的，这也是医疗行为高风险的一个具体体现，发生手术并发症，是医生和患者都不愿意见到的。但是，在目前的医疗技术下，手术并发症往往无法避免。

2009 年 6 月 1 日，河南省武陟县一产妇，在某妇幼保健院正常生产时，因产中发生羊水栓塞，不幸身亡。据悉，产妇羊水栓塞，属于高风险型病例，抢救的成功率极低。6 月 2 日一早，亡者家属纠集了五六十人，围攻保健院达数小时。几个大汉驾着院长强行让其披麻戴孝，在亡者灵前磕头哭丧，并实施暴力毒打，最后院长被打得倒地不起，蜷缩在水泥地上。[7]

“张大夫，快来！刀扎伤！”护士从遥远的走廊入口大声喊，飞奔到抢救室，3 个浑身是血的小伙子把另一个浑身是血的人，重重的放在平车上。

“肚子扎一刀，没有自主呼吸、没摸到脉搏！！！”护士喊道。张大夫翻看了一下眼睑，瞳孔已经放散到7毫米，对光反射已经消失，没有任何生命迹象了。“受伤多长时间了？”“2个多小时！”“快进行常规气管插管、心外按摩，叫普外会诊。”20分钟，没有任何复苏迹象，医生叫护士让家属进到抢救室交代病情。“这个人不行了，出血太多，时间太长了。”“你说什么！赶紧抢救！如果他活不过来，你也别想活！你给我过来！”一个浑身是血的高个男子，一把抓住张大夫的领带，把其从平车的头部牵拉到尾部，监护仪也顺势被导线牵扯到地下。

生病是一个累积的过程，而恢复健康也是一个渐进的过程。医生只能设法缓解患者痛苦，而不能保证立竿见影，这是一个客观规律。可是，大部分人却认为：自己的病当然医生要负主要责任。救死扶伤是医生的天职，医生的责任主要体现在尽心救治上，而不能保证每一个患者都能康复。一个危重患者死在医院，倘若排除了医生敷衍塞责、医疗事故等原因，那么，首要原因就在于疾病之危重。如果抢救成功，我们应该感谢医生；如果抢救不成功，我们也不必苛责医生。毕竟，人体是一台极端复杂的“机器”，一旦损坏，很难恢复如初。

医生不是万能的，不能包治百病。尤其是有些疾病，在现有医学科技水平上，医务人员尽最大努力，也只能达到一定程度。如果患者及家属期望值过高，不能接受现实，就有可能在医患之间引发纠纷。这恰如美国医生特鲁多的那句名言：医生治病，“有时，是治愈；常常，是帮助；总是，去安慰。”把有病治不好的责任推给医生，是违背常理的，也是不公正的。

其实医学并不像人们吹捧的那么神奇、万能，那么坚不可摧。当代医学科学技术的高速发展，使疾病的诊断和治疗，比以往任何时候更加精确、有效，但也随之出现了一些新的并发症等风险。例如，随着微创技术的开展，开胸、剖腹探查手术明显减少，但微创手术也存在暴露欠清、易误伤周围脏器的危险；器官移植治疗，明显提高了患者生存质量、延长了生命。但抗排异反应的药物，又会造成患者免疫力降低。[8]同时，医学活动充满了太多不确定因素，任何高新医学技术，都无法包治百病，而医疗服务对象，又存在显著的个体差异，且有更复杂的生理、心理活动，同一药物、同一疗法，对不同患者甚至同一患者都可能有不同的结果。因此，再先进的医学科学技术，都无法确保肯定的疗效，即使在医学科学技术高度发达的国家，疾病确诊率和急诊抢救的成功率，也只能达到70%左右，疾病治疗过程，始终存在成功和失败两种可能。[9]

医学的统治者是人，而疾病的统治者是自然。医学常常会面对束手无策的“不确定性”障碍，也面对着许多无法解释的关于“人”本身的问题。对一些疑难杂症，在某种情况下，医生也是有心无力。因此，有些时候，医生需要患者更多的理解和包容。不少患者或家属将自己的健康完全寄托于医院、医生身上，认为医生总是能够妙手回春，患者对此往往寄予很高的期望，常常是只看重结果，不看过程，甚至超出了当前的医疗技术水平。一旦未取得预期的疗效，患者及其家属的失望或心理落差，极易引发医患矛盾，形成了医疗技术越进步，医疗纠纷反而越多的“怪圈”。

三、敲诈医生防不胜防

在患者中流行着这样一句话：“要想富，做手术，做完手术状告大夫，开口要个几百万，能拿几万算几万。”

2004年9月，两个年轻人到位于甘肃省兰州市安宁区城郊某诊所就诊，其中一人说自己拉肚子，想来检查检查，医生看他不太严重，就准备给开点儿药。可患者说头一天吃过药了，不管用，要求诊所还是给他打一针。于是，医生就给他打了一针最寻常的庆大霉素，是臀部肌内注射。

到第二天，来打针的患者被人扶着又来到诊所，医生发现原先打针的地方肿了一大片，患者还感觉火辣辣的疼。诊所感觉问题非常严重，判断很可能是感染所致，但考虑到诊所所用的药、器械，还有消毒条件都非常严格，感觉又不可能是感染。

为了弄清病因，诊所把患者送到了西固中医院，医院检查了血象，没有发现感染患者应该出现的血象异常，而且体温也不高，脉搏也不快。在后续的检查中，医院又基本上否定了是过敏所致。

就在这时，患者不仅红肿的部位加重，而且下肢偶尔会失去知觉，红肿部位甚至开始起水泡，医生感觉问题更加严重了，就把患者送到了更大规模的医院治疗。大医院的医生怀疑很可能是坏死性肌膜炎，如果治疗不及时，甚至会有生命危险。

随着病情的加重，患者要求返回老家治疗，患者的同伴也建议能把这事私了。诊所决定私了也是一个好办法，而且对方提出的8000元钱也在承受能力之内。但在给钱之前,诊所还是向卫生局报告了一下这件事情。另外也咨询一下遇到类似的情况到底该怎么处理。

没想到,这件事情引起了卫生局的关注,因为在近期,卫生局先后接到过两起类似的报告。因此,怀疑这里面很可能存在诈骗,就向公安部门做了汇报。[10]

经过公安部门侦察,这群人实为诈骗团伙,而且各有分工。有的扮患者,有的扮同伴。对于令医疗机构百思不解的身体红肿现象,据诈骗者交代,那是因为敷了南方一种奇特的中草药,红肿本可以自行消退,如果人为进行挤压就会变严重,甚至起水泡,并导致下肢失去知觉。在症状严重了之后,打任何消炎针和抗过敏药,都没有用,其实治疗方法很简单,只要打一针葡萄糖注射液就好了。犯罪分子正是利用了药物的这一特点,诈骗屡屡得手。

2011年2月19日,一名自称颈部皮肤瘙痒的"患者"许某,走进古培镇大同村卫生室求诊。坐诊的许医师给"患者"诊断后,认为没什么问题,吃点药、涂点软膏就行了。但这一建议却遭到了"患者"的拒绝,许某以难受、希望快点好为由,强烈要求打针。无奈之下许医师就给许某打了一针扑尔敏。第二天,许某再次来到卫生室找到许医生,说卫生室的药有问题,昨天打针后自己身上长出了大红肿包,要求许医师赔偿。21日,双方达成"赔偿协议",许医师赔付许某2000元。一天后,许某再次来到卫生室,找许医师以"赔偿协议"没有一式三份为由,称协议不作数,继续与其纠缠。

无独有偶,相同的事情在许医生赔偿后的第二天,又发生在古培镇于临村诊所于医师处,只是"患者"换成了彭某。结果由于医生赔偿了其3000元,第二天彭某又以同样的理由反悔,继续与于医生纠缠。

2月26日,许医生和于医生二人得知自己碰上同样的怪事后,感觉事情有些蹊跷,商议之下决定一起到公安机关报案。[11]

经过公安民警调查,发现在"患者"注射处还有一个针孔,经分析证实了"患者"许某、彭某,均是古培镇登记在册的吸毒人员。由于染上毒瘾,经常为筹集毒资而发愁。经过两人的精心策划,想出了一个自以为他人无法识别的计策:许某、彭某以"患者"的身份,前去卫生室看病,并以快速治病为借口，坚持要求打针，回来后，在二人注射的部位分别注射一针柴油，出现了注射部位红肿现象，进而对乡镇的卫生室进行敲诈勒索。

一边是具备专业知识的医师，一边是貌似可怜的患者，逐渐加重的病情，病因不明的焦虑，急于解决困境的心情，一系列问题接踵而至，如果没有卫生局的综合分析，没有类似案例的发生，诈骗者很可能会再次得逞。因此，这些案例为医疗机构及医务人员敲响了警钟。

“想赚钱还不容易，医生的钱最好赚。”“要想富，到医院的住院部，打完针，就告大夫，辛苦一周，抵得上农民一年的收入。这个致富捷径，谁用谁知道”，一些诈骗者如是说。

以非法占有为目的，用虚构未发生的人体损害事实或隐瞒人体损害的真实原因，骗取医生或医院的财物，是最近出现的新型案件。其原因主要是，由于近年来医疗纠纷逐渐增多，似乎患者一投诉、一争执，医院总是或多或少地存在责任。其实，最后被鉴定为医疗事故的总是少数，大部分是因为患者对医疗行为不理解而引起的，并非都是医疗差错。由于医疗行为的复杂性，即使具有专业知识的医务人员，有时也难辨别真假，这就给医疗诈骗预留了生存的空间。

欺诈性医疗纠纷，通常表现为：虚构不存在的人体损害事实，如故意主诉疼痛，故意捏造病情；或隐瞒人体损害发生的真实原因，如损害是由自身病情造成的；或本来是由于另一种非医疗方式所造成的，却将损害后果归结为是医疗差错造成的。在以上两个案例中，罪犯就是采用后一种方法，以刺激性中草药外敷臀部肌内注射区和在注射区注射柴油造成红肿疼痛，并利用进行性加重的后果，制造肌肉注射部位感染的假象。

镇江有一老太，卵巢癌晚期。先去镇江某医院看病，妇产科医生婉言拒之：您家老太已经癌症晚期，治愈的希望很小，回家尽尽孝心吧！家属里面有个政法系统的精通医疗规则，眼球一转歪脑筋一动，隐瞒病史去了镇江市其他医院，然后门诊医生收入病房，还没来得及展开完善的术前检查，老太就走了。接下来，家属就开始闹，最后医院招架不住，息事宁人，赔吧，一下十几万啊。

这就是一起隐瞒人体损害发生的真实原因，由自身病情造成的欺诈性医疗纠纷案。

目前,各地在处理医疗纠纷时,不断提升的高额赔偿,客观上也刺激了一些人借医疗纠纷发财的私欲,致使各种无理医疗纠纷案件不断涌现,有的地方出现了借医疗纠纷专门"吃"医院的专业户。这些案例,从另一个角度形象地描述了现今的医患关系,不禁令人深思,更让医生感到无比心酸和茫然。

医务人员(医院)要相信患者对病情的诉说是真实的,是能够提供一切对诊疗需要的情况,是尊医的,是能够配合治疗的。但屡屡发生的虚构、捏造病情而敲诈医生(医院)的案例,一次次反映了医患之间诚信的缺失,让我们不禁要问:医生是否要相信患者?随着现在医患关系紧张程度的加剧,很多医疗机构及医务人员,总有杯弓蛇影的感觉,诈骗者也正是利用了医疗机构或医务人员不敢声张、息事宁人的心理,敲诈屡屡得手。

这种非道德现象的发生,直接影响着医患关系的健康发展,而目前在这方面的法律还不够健全。为此,医务人员在治疗的同时,应及时查阅资料,分析病因,在确定正确治疗无误的情况下,发现患者出现治疗后新产生的病情时,应保持冷静和镇定。必要时,提出医疗事故鉴定,甚至法医学鉴定,以明确原因,同时收集相关病史资料等证据。医务人员在行医过程中,要认真对待患者,同时也要以敏锐的目光识别诈骗者,依法保护自身和医院的合法权益。

四、面对医疗差错,谁能给我们承认错误的勇气?

医疗差错,一直是备受国内外医疗卫生界乃至全社会关注的一个重要话题。2010 年 11 月 1 日至 2 日,在北京大学医学部举行的第五届中美医师职业精神研讨会上,中外专家表示,问题不在于出现医疗差错,而在于我们如何对待医疗差错。

医疗差错,是医疗并发症最常见的原因,是影响医疗安全的最重要因素。医疗差错或许难以避免,但如何对待医疗差错,却是考量医师职业精神的试金石。据美国医学研究所《犯错的是人——建立一个更安全的保健系统》报告,每年有 98000 人死于医疗差错,英国也有官方报道称,每年有 40000 名住院患者死于医疗差错。[12]而在国外处理医疗差错的态度和方法与我国截然不同。

一位在澳大利亚的产妇在手术中发生了麻醉意外,麻醉医师非常诚实地告知患者及患者家属，这和用药错误有关。结果，澳大利亚的医院和卫生行政部门认为，出事的麻醉医师已经承受了很大的压力，无需再处理他。

美国一位左腿患病的患者，被医生在右腿上实施了手术，结果这名医生并没有受到太重的惩罚，而是将更多的精力放在了查找导致差错发生的工作流程、医际合作、组织管理等系统的原因上。

一位英国低年资医师，因忘记查看患者的心电图检查结果，最终导致患者诊断不明，痛苦地死于心肌梗死。后来，在检查装X片及报告的袋子时，这名医师偶然发现这一长条的心电图单子。即便是经验不足的他，也能从心电图上一眼看出大面积急性心肌梗死的典型征兆。他拿着心电图去找上级医师。上级医师扫了一眼心电图，说："现在对这事再小题大作，并不能让患者死而复生。就让这件事成为我们大家共同的教训吧。"可是，这名医师整整15年时间，还是很难摆脱负罪感。于是他决定，在《英国医学杂志》上公开这次深刻的教训。[13]

正如中国社会科学院哲学研究所研究员邱仁宗所言："尽管医疗差错不可避免，但在我国，任何一家医院或医生，都不会主动向患者及家属告知差错的发生。往往在发生医疗差错后，医院和医生都会设法隐瞒，希望大事化小，小事化了。实际上，为了维护医院的声誉和保护医生，掩盖医疗差错，已经是很多医院的政策。"

某医生为一胸腔积液的患者施行胸腔闭式引流术，术前未认真检查器械，结果术中将金属吸引器抽口，掉入患者胸腔。后开胸取出抽口，患者恢复良好。医院赔款后，又对该医生予以20%的现金处罚及行政处罚，以至于该医生精神上出现了异常，一度请了长病假。

2007年2月，中国一名5岁男性患儿，因右脚跟腱挛缩，医生却为其左脚实行了延长术，引发患者投诉。最终医院赔偿患者20万元，经治医生和科主任被撤职。

某医院产科助产士，在给一产妇接生时，产妇出现了较为明显的子宫破裂的先兆，但该助产士仍然没有想到有子宫破裂的可能，也未采取相应的措施，结果产妇子宫破裂。幸被上级医生及时发现，经紧急手术，缝合了破裂口、患者母子平安，没有出现严重后果。医院给予产妇经济补偿，并对这位助产士进行了处分。

出错毕竟是人的天性。医疗服务的主体是人，对象也是人，因此，医疗差错的发生，具有本质上的必然性。另外，从认知的层面看，医学科学的复杂性和深奥性，决定了医学服务的探索性和风险性。发生医疗差错，也具有客观上的必然性。但是，正如一位外科医师的患者出现了手术并发症，医院首先会认为医生有责任。在调查、处理的漫长过程中，这名医生因承受巨大的精神压力而无法正常工作。医院赔款后，又会对他进行现金处罚及行政处罚，使其身心受到严重打击。这样的事情在我国医疗界并不少见。

再伟大的人，有谁敢说自己从未做错事？医生并不伟大，做错事当然在所难免。各位不妨扪心自问，自己的工作就从未出过错？从未出过乱子？从未办砸过事？可是，你们可以错 10 次，100 次……医生却一次也不能。医生出现医疗差错，可能会因此挨揍，也可能会因此丢了饭碗，甚至成为被告、面临高额赔偿。这个世上没有十全十美的事，但为什么就不能给医生一个承认错误的机会呢？面对患者的责问和投诉，即便那些有着良好的道德水准、勇于承认错误的医护人员，也有可能顾及所在医院的制度和声誉，而选择缄默。难道不是这样吗？

那么，从医生出现差错，到勇敢地站出来承认错误，这一步为什么迈得那么艰难？一是绝大部分患者肯定医疗差错的发生，就是因为“医生马虎大意、没责任心”，对现代医疗技术抱有很高的期待，认为医疗差错是可以通过主观因素予以避免的，而忽视了出错是人的天性这一必然性。二是我们对医疗差错的处理现状，让人担忧。国外有专门的保险机构和患方谈责任、谈赔偿，法律不允许患方有打医护人员、损害医护人员人身自由和扰乱医院正常秩序的不法行为。三是医疗机构发生医疗差错后，不是从医院管理等宏观上找原因、找纰漏，而是一味地怪罪医护人员，处理科室或个人。

如何面对医疗差错？从医生个人方面，首先要养成认真的职业习惯，这是避免差错的捷径，也是做医生的第一要素。万一医疗差错发生了，承认错误需要勇气，而这股勇气是建立在医患互相了解、进而理解的基础上的，应该改变对医护人员的一味指责，脱离由此对医护人员个人人格上的不当评价。医疗界应该积极营造一种安全文化氛围，进行有计划、有步骤的沟通和管理，使得患者安全、医生安全、医患群体共同吸取经验教训，医患之间真正和谐共生。

五、患者配合出现障碍

医患关系涉及医患双方，在医疗过程中医生需要患者的支持和配合，而患者有配合医护人员的医疗方案，以使医疗活动顺利进行的义务，可以说二者是互动的。但是，目前医患之间关系紧张，患者不相信医生，在医务人员诊疗过程中，很难配合检查和治疗，如不主动如实地向医务人员陈述病情、症状、病史，或者不遵医嘱配合治疗等。

2010年12月3日早晨，广州一名孕妇临产时，出现胎盘早剥，因危及母子生命，必须进行剖宫产手术。然而孕妇一听要进行剖宫产，便情绪激动地大嚷："我就要(自己)生，不要手术。"医生反复向她说明情况的严重性，但她就是不松口。与此同时，医生采取措施，以缓解胎儿宫内窘迫。监测显示，胎儿的胎心越来越弱，而产妇下体出血量约达200毫升，怀疑发生弥漫性血管内凝血(DIC)，情况已经十分危急。医护人员焦急万分。7时30分，妇产科两名主任出马，再次进行劝说，答案还是"不做手术"。[14]

此时，孕妇的丈夫经医院有关负责人出面解释后，已在手术知情同意书上签字，但家属的劝说也不能让孕妇回心转意。由于孕妇神志清醒，没有她的签字，手术仍然不能进行。最终，医院本着"生命第一"的原则，决定行使医生处置权，得到家属的再次签字确认后，强行进行剖宫手术。最终孩子死于呼吸衰竭，而这正是胎盘早剥引发弥漫性血管内凝血(DIC)的后果。如果不进行手术，不仅孩子必死无疑，母亲也会因子宫不收缩，导致大出血进而死亡。从这一案例可以看出，患者不能积极配合医务人员进行诊治，而延误治疗抢救时机，也给患者自身造成不良后果。

2009年6月1日，某建筑工人不慎从两米高的脚手架跌落，当时只是稍感头晕，身上仅擦伤了几处皮肉，就未引起重视。干完活就回宿舍休息了。第二天上午，此工人呕吐、昏迷，被送往当地医院医治，经诊断为颅内出血，院方要求其住院手术，但该工人自认为伤势不重，不愿住院手术治疗。

当医院向其表明如不予手术治疗，可能会有生命危险时，该工人执意出院，并声称后果由自己负责，不找医院。后该工人强行出院回到工地后，一直处于浅昏迷状态，于6月4日死亡。该工人的子女听说如果该工人能及时得到救治，不至于死亡，便要求当地医院赔偿该工人死亡而造成的经济损失。

从医学角度上说，颅内出血如果能及时得到救治，一般是不会死亡的。但当该工人被送至当地医院医治时，经诊断为颅内出血后，医院即刻提出了明确的治疗方案——手术治疗。但此时该工人拒绝住院治疗，在这种情形下，医院向其陈述利害关系，如不及时予以手术，将有可能死亡。该工人还是自我感觉良好，坚持出院，拒绝抢救，使医院无法对其进行救治。正是由于该工人不配合诊治，拒绝治疗，致使医院不能按其伤情采用恰当的方式，抢救治疗，才导致了该工人的死亡。

有些疾病的治疗过程相对复杂，持续时间较长，需住院治疗或多次往返医院复诊，并花费一定费用。患方可能会不完全配合医生的治疗、诊断，比如不遵嘱治疗，不支持临床有效治疗方法，而按照自己认为有效的方法治疗，延期复诊至发生不良反应，或自行终止治疗。患者不配合的行为是多方面的。一方面是患者心理障碍：怕痛、怕治疗不彻底、怕传染病；另一方面是患者因为担心治疗费高，擅自改变治疗方案，甚至初次治疗后逃费，以致不配合后续治疗。还有部分患者因未参加医疗保险，仅在感觉稍好之后就中止治疗，下一次发作时再来治疗。

2004年3月20日，刘某骑自行车时不慎跌倒，当时感觉右小腿疼痛，不能站立，被110民警送到某市中医院治疗。该院骨科主治医生张某接诊，经检查见患者表情痛苦，生命体征平稳，右小腿肿胀，压痛明显。X线摄片示：右胫腓骨中下1/3横断骨折。医生建议患者住院治疗，患者以住院费用高，且家中无人照顾为由，拒绝住院，要求门诊治疗。经治医生劝说无效，在为患者施行手法复位后，用石膏固定，并作摄片检查提示：骨折处对位对线好。医生对患者进行了必要的嘱咐，有情况随时复诊。次日上午，刘某还是觉得疼痛，叫家人从厂医务室配止痛片带回家。至23日上午九时，因右小腿肿痛剧烈，才去原就诊医院求治。骨科接诊医生检查：右小腿肿胀厉害，足趾呈紫灰色，不温发冷，无感觉。拆开石膏看小腿已发紫，大面积水泡，足背动脉无搏动。医生当即告知患者“右小腿已坏死，无法保留，需做截肢手术”。[15]

在上述案例中，医生被逼到一个进退两难的尴尬境地。一方面要求医生做到不惜一切代价去救治危重患者，另一方面又不能侵犯患者的知情同意权。如果违背了患者的意志和对治疗的选择权，执意对患者进行治疗，同样有着医生滥用权力之嫌，弄不好会让医生吃官司。据《侵权责任法》第五十五条规定，“需要实施手术、特殊检查、特殊治疗的，医务人员应当及时向患者说明医疗风险、替代医疗方案等情况，并取得其书面同意；不宜向患者说明的，应当向患者的近亲属说明，并取得其书面同意。”这意味着医院在进行手术或特殊检查、治疗前，必须首先得到患者的签字同意，退而求其次，应得到家属的同意。

据世界卫生组织 1993 年的研究报告称，患者的总遵医率平均仅为50%左右，20%～50%的患者不按医嘱定期复诊，19%～74%的患者不听从医生的医疗计划，25%～60%的患者不按时按量服药，35%的患者有不遵医嘱错服药的行为，长期服药者，6 个月到 3 年内，有 50%的患者不能遵守医嘱。[16]

患者不配合医生的治疗、诊断的原因十分复杂，主要有患者对医务人员的信任度不高；患者坚持自己对疾病的看法，不愿意合作；医嘱执行的难度太大(如要求患者改变某种生活方式等)；处方复杂(如同时服用多种药物，且有不同的服用方法)；患者听不懂医生使用的专业术语，使患者不愿意配合；患者素质不等、文化层次不一，影响其接受配合程度；医务人员在医疗过程中，存在生、冷、硬、顶现象，患者表示反感而拒绝配合；患者承受不起高额的经济费用等。

看到患者对自己的不信任、不配合，医生们也很痛心。如何能得到患者良好的配合呢？首先，医生得有真功夫，要能治病救人。如果一个医生能让他大多数的患者都健康起来，那么他的患者就会信任他、服他、配合他。其次，责任心和职业道德，也是一名医生不可或缺的素质。医生只要稍有粗心，便可能给患者的健康造成永久的创伤。此外，医生还必须有良好的沟通技能。只有通过沟通，医生才能掌握患者的心理，使患者了解诊断和治疗方案，以及可能出现的后果，让患者全方位监督整个诊疗过程，才能取得患者的信赖，达到引导患者配合或参与医疗活动的目的。而作为患者，在充分享受自己权利的同时，也要信任和理解医务人员，以坦诚的态度、诚实友好的心态，与医疗人员密切配合，才能使自己获得最佳的治疗效果，也使医务工作者有良好的心态，从事医学事业，推动医学科学的发展。

六、信息知识结构不对称造成沟通困难

医疗行业本身，具有严重的信息不对称的特点。患者相对缺乏医疗知识，有的甚至是知之甚少，患者对医学知识的局限性与医生对病情的经验化态度，造成了医患双方对病情认知程度的不对称，把实际上是蕴含在医疗过程中自身的风险，当作医生和医院的责任。

苏北某医院曾收治过这样一名产妇：患者为初产妇，产前所有的检查都挺好，具备自然分娩的条件。但她因为惧怕分娩时的疼痛、想少受点罪，而且她误认为剖宫产对胎儿和产妇有利，而强烈要求医院进行剖宫产。产科医生告诉她剖宫产后容易发生感染，需要很长的恢复期，子宫收缩非常缓慢，盆腔和腹腔易出现粘连，膀胱也会受到影响。但是，该产妇执意要求剖宫产，这让该产科医生十分为难。

日前，世卫组织驻华代表处妇幼卫生专家谢若博博士说：“在中国，大概有46%的孕妇接受剖宫产，这个比率是世界上最高的。在北京的某些医院，剖宫产率甚至达到了90%，大大高于世卫组织建议的比率。出于医疗需要的剖宫产率，维持在15%左右。”数据显示，中国25%的剖宫产并不是出于医疗需要，即每年500万例的剖宫产，其实可以自然分娩的。但是，部分产妇及家属缺乏对分娩的知识和认识，因为惧怕分娩时的疼痛，或误认为剖宫产对胎儿和产妇有利，对剖宫产可能出现的麻醉和手术并发症，以及对胎儿的不良影响缺乏了解，在分娩方式的选择上，医生与产妇或家属难以沟通，不能取得一致意见，经常有产妇或家属在无任何手术指征的情况下，强烈要求剖宫产。

目前，紧张的医患关系也让很多产科医生对强行要剖宫产的孕妇，不敢说“不”。很多完全不符合剖宫产指征的产妇，为了达到剖宫产的目的，干脆和医生来硬的：你给不给我剖？好，不给剖是吧，那我如果生得不顺利，大人小孩有个闪失，完全是你医院的责任。“现在医患关系这么紧张，谁愿意担这个风险？本来是想为你好，你自己不愿意，那就剖吧！”一位产科医生无可奈何地说。

“前几天，我感冒嗓子疼，3天不见好，听说吃抗生素好得快，今天我就上医院专门开点抗生素。”昨天，记者在一家大医院碰上了拎着一小兜药的周女士。和她一样，每天大夫都能碰上不少主动要求开抗生素的患者。

家住北师大附近的高先生，也非常“迷信”抗生素，只要一有头疼脑热，就主动到医院开青霉素，现在，家里已经存了好几盒，其实每次也就吃两三天，几天过后症状减轻，也不知道是不是抗生素起的作用。

在儿童医院，主动要求输液的家长更多了。一到感冒高发季节，输液大厅一个个头顶吊瓶的小患儿中，有一半以上都是在家长的强烈要求下“被输液”的。[17]

有些患者或者患者家属，只要是发生感冒之类的疾病，即希望医生通过注射大量的抗生素予以治愈，并且在潜意识中认为药品价格越高，疗效越好。公众对合理使用抗菌药物的意识还比较薄弱，往往容易看到其治疗作用，对发生不良反应的严重性估计不足。长期大量应用广谱抗生素，会对神经系统、造血系统、肾、肝脏、胃肠道有一定毒性，还会引起菌群失调，即二重感染或机遇性感染，细菌耐药等等。有些不良反应(如皮疹、过敏性休克、胃肠道反应)比较容易发现，而有些不良反应，如损害造血系统和肾，以及二重感染、细菌耐药，则不易被察觉。许多患者对此缺乏足够认识，使医生在向患者解释抗生素不能随便使用，任何疾病的治疗，都是需要一个规范的诊疗过程时，不仅不能得到患者的理解，有时还会激怒患者，向医生大发牢骚，甚至出现谩骂的现象。

近日，门诊遇到一普通感冒患者，强烈要求我开抗生素静脉点滴，我向患者解释抗生素不能随便使用，患者却很气愤地说：“我以前感冒发热时，到外面的诊所，一去医生就会给我打点滴，两三天就好了，为什么你们不给打呢？”

医生在更多情况下，是“多维空间”的思考以寻求治疗疾病的良方，而患者往往是“一维空间”，只重视医学知识对疾病的诊治效果，而忽视了其他因素对疾病的影响，因而医患间信息不对称不可避免。因此，在临床上，医生在解释一些病的名称或者讲述病情发展时，应当尽可能运用一些易懂的词语，以便让患者及家属容易理解，同时也减少了一些不必要的误会和麻烦。

防止患者将病情放大想象，增加心理负担，也避免患者因为忽视病情而延误治疗时间。

由于医疗服务专业性强，医患双方所关注的医疗服务信息，存在一定的差距，这主要表现在医患双方，对于医疗服务信息的需求和提供的内容的认识上，存在着差距。

有这样一个病例，某患者来医院就医，说自己咯血好多天了，主治医师不假思索地认为患者对于“咯血”的病情叙述，就是意味着咳嗽带出的血。所以对患者进行了包括CT、支气管镜在内的全部肺部检查，但是没有任何一项检查能对出血作出解释。后来经过又一次的询问和对病情的交流，才知道患者所说的“咯血”，是他感觉有东西从喉咙后部流下去，等咳出来发现是带血的粘液，也就是说他未“咳出”血来。最后，被证明是鼻咽部静脉曲张渗出的少量血，后来经过烧灼治疗痊愈了。但是患者认为之前的主治医师让他做了多余的肺部检查，要求医院赔偿他相关费用。

医患双方对于信息的认识存在着差异，表现在对同一问题的认识存在着误差，这不仅是由于医学知识的专业壁垒和信息搜寻成本高等原因造成的，也是医患间对于医疗服务信息的甄别，存在着差距所造成的。医患间良好的沟通，是医疗质量得以保证的核心内容。医方通过了解患者症状、家庭史、生活史等真实情况，制定出有针对性的诊疗方案，患者不能仅仅被动地接受医疗服务，应尽量准确地表达自己的病情。医患间真实的医疗服务信息交流，是消除信息不对称的前提，也是构建和谐医患关系的基础。

七、医者的权益由谁保证?

中国医师协会“医患关系调研报告”显示，74.29％的医师认为自己的合法权益得不到保护，而认为当前执业环境“较差”和“极为恶劣”的，分别达到47.35％和13.28％，越来越多的医生感叹“医生难当”。

面对医疗纠纷，谁来维护医生的权益？目前社会上对医院工作的评价，并没有考虑到医疗服务的特殊性，如高科技、高风险等，而仅当一般的服务来理解。医生一方面要承担诊疗、手术成功与否的风险，另一方面还要担心因一点点“失误”会遭到严厉指责、人格侮辱甚至殴打。这种高智力、高负荷的工作，得到的却几乎是体力劳动的报酬。一位医师的诊治挂号费，也不及普通理发师的一次理发收费。

《执业医师法》第3章中明确规定：医生的权利包括合法行医的权利，即获知病情权、诊疗方案决定权、处方权等，以及由此派生的财产权、生命权、健康权、名誉权等。近年来，由于医患关系趋于紧张，医生的权利往往受到不同程度的侵害。

2005年2月28日上午11时30分，患者沈某来到某医院口腔科就诊，持挂号单前来找一直为其治疗的口腔科刘医生复诊。刘医生考虑已临近下班，下午1时又要到他处会诊，来不及诊治，建议改约其他时间或推荐其他医生治疗，沈某开始不同意。后经协调，沈某同意下午由其他医生进行诊治，但沈某却对刘医生的行为产生不满。当天下午沈某在医院门诊楼四层电梯口两侧的墙壁上用红笔写了“刘医生缺德”的字样，后被医院擦去。3月3日上午，沈某又用棕色油漆在同一位置写了“刘医生骗人”、“刘医生没有医德”的字样。[18]

此案例中，患者沈某在公共场合书写标语，侮辱医生，发泄不满，严重侵害了医生的名誉权，产生对医生的社会评价降低的极坏影响。为维护自身合法权益，刘医生向区法院起诉沈某，经法院审理，依法判定沈某向刘医生进行书面赔礼道歉，并赔偿精神抚慰金3000元。

患者徐某，患肺癌晚期，住院多日未见好转，其亲属便迁怒于主治医生。一日，把医生绑架在病房数小时，并进行辱骂殴打，致使该医生颜面部、眼眶周围血肿，手臂、大腿均有明显伤痕。闻讯赶来的警察强行破门，医生获救。警方经调查取证，依法对徐某亲属处以治安拘留5日。后该医生向法院起诉，法院依法判定徐某家属向该医生书面赔礼道歉，并赔偿相应的精神抚慰金。

此案例中，患者将肺癌治疗效果不佳的责任，归咎于医生，进而发生殴打医生事件，明显侵犯了医生的人格尊严和人身权。如果医生的人身安全得不到保障，何来安心为患者诊病？医务人员虽然职业上存在一定的特殊性，但他们与其他公民法律地位是平等的，其合法权益同样应受到法律保护。

面对医德与行规的拷问，医生的权益又由谁保证？试问，一个好医生的能力范围究竟有多大？在无法取得患者及其家属同意的情况下，医生有权为患者施行手术吗？

2003年12月7日，赵某在环城公园内突发脑溢血，昏倒在地。接到群众求救电话，120急救中心迅速将患者送往当地一家医院抢救。当时患者深度昏迷，医院外四科的医生马上做了CT检查，判定为右侧大脑内囊出血，要想挽救患者生命，必须手术治疗！一般情况下，手术须经患者及其家属签字同意后才能进行。然而，当时赵某的亲人一个也不在身边，其身上装有250元现金，没有任何能证明其身份的物品。医院一边对患者采取脑部脱水、止血、抗感染和吸氧等治疗措施，一边积极寻找患者家属。110、120、报社、电台、电视台都联系了，却毫无结果。

时间在一分一秒地流逝，患者亲属依然杳无音信，而患者的情况也在不断恶化。一般情况下，这个部位出血40毫升就有生命危险，而赵某出血已达80毫升。不进行手术肯定是必死无疑，只有立即进行手术，才能挽回患者的生命。当天的总值班医生、享受国务院专家特殊津贴的神经外科孙主任，在事后接受记者采访时仍然说得那么斩钉截铁，我们决定不等了，立即进行手术。没有家属签字，我们签！

晚9时30分，包括孙主任在内的5人，先后在手术同意书上签字。医院还写了一份情况说明，担任总值班的孙主任在说明书上签名，闻讯赶来的《华商报》记者，作为见证人也在这份情况说明上签上了自己的名字。晚上11时左右，赵某终于被推进了手术室。

第二天上午，赵某的儿子从当地的《华商报》上知道了父亲的下落。随即患者家属迅速赶到医院。尽管他们见到的父亲仍然处于昏迷之中，他们还是向医院表示了深深的感激，并迅速交付了医疗费用5000多元。

当记者问及“你们怎么看待医生的集体签名”时，赵某的儿子说：“不管怎样，把我爸的命救过来了，我十分感谢医生。”[19]

医生集体签字为一危重无主患者施行开颅手术，在当地医学圈内引起很大反响，因为这有违行规。最高人民法院《关于民事诉讼证据的若干规定》中，明确了医患纠纷中的举证责任倒置原则。想让医生替患者家属签字，谈何容易。

虽然医院在手术过程中十分谨慎，而且每一步抢救治疗的过程，都有翔实的医疗证明和记录，万一手术出现意外，医院将凭借这些证明和记录，同患者家属“周旋”。按照常理，医院本来就是救死扶伤的地方，给危重患者及时手术，似乎是天经地义的事。然而，事情远非那么简单，现实情况是，在与患者家属联系不上的急迫情况下，医生代替家属签字的事情十分罕见。试想，万一手术发生意外，患者家属能对医院的做法表示理解吗？医生的权益又由谁来保证呢？

我们再试想，即便手术成功了，假如赵某是个无主患者，手术费用谁来承担？这是医生们担心的第二个难题。据了解，每家医院都有严格的业务考评制度，如果出现患者逃费，医生将承担一部分成本损失，但对于每个科室、每位医生来说，如果碰到逃费、漏费，从经济上衡量其工作，就等于白干。这对于好心救治的医生来说，是多么的不公！

如果在网上键入医疗欠费几个字，立即可以搜索到上千条信息。其中一条2003年4月10日的新华社电稿是这样的：

重庆医科大学某附属医院医务科科长，在处理完120送来的一位脑血管破裂的无主患者之后，又收到了全院3月份汇总的无主患者资料，十多位无主患者就医，使医院承担了上万元医疗费用。目前，许多医院都收治过这种无人支付医疗费的患者。他们的医疗欠费成为医院的沉重负担，而有的医院也因此延误患者的治疗。

如今，漏费成为医生、医院头疼的一个大问题，其关键是部分患者缺乏对医方的诚信所致。据《健康报》2002年11月报道，四川一家医院曾收治了一位因交通事故而身受重伤的患者，该患者在医院治疗8个月，共欠下了9万多元的医疗费用，院方不得不以法律的武器捍卫自己的权益。医院不是慈善机构，就医交费是患者的义务，欠费拒交是失信于医方。

综观全国人大、国务院及卫生部的有关法律、法规，对医生抢救无主的危重患者只有医生应当提出治疗方案的字样，但具体采取何种力度的治疗方案，并没有也不可能作出详细规定。采取何种力度的治疗方案，全凭医生掌握。因此，人们不禁要问：在保障患者生命不被危及的情况下，医护人员的权益又由谁来保证呢？

患者的告白

一、都是实习医生惹的祸

很多患者都遭遇过这样的“冤事”：挂了主治医生的号，手术却是实习医生做。现在的医院许多都是实习生在“越俎代庖”，就拿首次病程记录来说，按规定必须住院医生问诊填写，但现在的大医院住院医生都不动笔了，全权交给学生干，自己只管签个名，医生在不了解细节的情况下进行手术，患者对此又怨又无奈。

动刀：手术时间长，且术后易复发

广州某事业单位的陈先生长了粉瘤，三甲医院医生诊断是良性肿瘤，通过摄入人体营养越长越大，医生建议他手术切除。当时他挂的是普外科主治医生的号，交了500多元的手术费，可主治医生安排他进入门诊手术室后，便无踪影，先是来了一名护士，在他的粉瘤部位消毒和准备手术器械，一刻钟后来了一年轻医生，简单问了几句病情后，便给粉瘤部位注射麻药。“其实手术很简单，我只需坐着，可那位医生弄了一个多小时，最后那几刀让人撕心裂肺的痛。”陈先生说，当时那位医生紧张得头上一个劲地冒汗，看着他痛得大叫，还安慰他：“可能麻醉止痛时间过了，不过很快就好。”术后，他非常纳闷地问那位医生：“我以前做过几次粉瘤手术都不到20分钟就完了，这次怎么做这么久?”医生支支吾吾了一阵，便安排他每两天来消毒一次。第三天换药时，他跟护士提起手术的事，才知道原来那位医生是医学院的实习医生。

更让陈先生感到苦恼的是，不到一年时间，原部位又长出了一个肿瘤，以前做过的手术，从没有在原部位复发。他先后咨询了多名专家，结论是当初手术没有斩草除根，导致粉瘤在原部位复发。患者挂主治医生的号，应该就是默认了该医生的医术，因而才放心地把手术交于对方。可是实习生替代主治医生操刀，处于医患信息弱势的患者还不知情，事实上已相当于一种欺骗行径。

拔牙:摆弄好久找不到牙烂处

湖南某单位的张先生不久前大牙痛,到一家大医院,经过一系列的拍片检查,医生诊断为大牙蛀虫,必须及时拔除。当时一名主治医生给他开单取药之后,便要他一旁等候。起初,他以为是医生太忙无暇顾及给他拔牙。没过多久,来了一位满脸稚气的医生。先是夹取了一小块酒精棉压在蛀牙部位,可那医生摆弄好久都无法准确置入烂牙部位,于是就使劲地压,痛得他大叫,才来了一位年纪稍大的医生,只两三下就准确入位了。过后,他看到那位年纪稍大医生不停地给年轻医生讲解拔牙操作,他才明白年轻医生是一名实习医生。

张先生事后无可奈何地表示,患者花钱挂的是正式医生的号,实际操作却让实习医生动手,患者花费了正式医生的费用,享受的却是实习医生看的病,患者付出的费用与享受的服务不对等啊。

吃药:吃了3天才知药剂过量

40岁的朱女士因为高血压入住广州东山区某知名三甲医院分院。刚住进去的第一天,感觉很好,一个面相很年轻的女医生,不时过来嘘寒问暖,每句话都认真记录在入院记录中,朱女士感到"如沐春风"。第二天检查完毕后,还是这个女医生过来告知结果,并开出了两种降压药物,剂量是一次3片;3天过去后,来了一个面相威严的年长医生,匆匆翻看了朱女士的病历后,对女医生交代了几句,朱女士发现次日她吃的药就改成了一次1片。她私下问护工才知道,女医生是下面小医院来进修的,经验自然比不上主管医生。朱女士的心情一下就低落了下去:"那我前几天多吃的那些药,会不会有什么不良影响?病房门口明明挂着我的主管医生名字,却派一个进修医生来应付我,她到底有没有处方权?"[20]

实习生代劳存在一定危害:第一,按照卫生部规定,住院患者入院的首次病程记录,必须是住院医生自己问诊填写。如果全权交给学生干,自己只管签个名,医生就会不了解患者的细节情况,手术中容易出现危险,"比如一个阑尾炎的患者对一些药物过敏,学生记下来了,但老师到术前才看一下,如果学生忘了说,老师不一定知道,这样就有风险了。"现在很多大医院的外科医生,每天排了七八台手术,根本无暇研究病例,只管上台开刀。第二,手术记录应由主刀医生亲自填写，并签字以示负责。但现实情况是，实习医生写好后，医生只需签名，很多手术细节，实习医生并不了解，而且遇到有些问题可能会有所隐瞒。这对患者的知情权是一种损害。第三，实习医生开医嘱。按照卫生部的规定，没有拿到医生执业资格的医学专业人士，是不能随意开处方的。这在门诊中控制得比较好；但很多医院会在内部默许高年级实习生的医嘱权，实习医生开药并不一定错，但是很多医院的带徒医生，不能及时跟进，往往等到药开了几天后，才来病房过问，发现问题时才能纠正。

任何医生，都要从实习生开始成长，国家有关部门规定，凡是三甲以上的医院，都必须是教学医院，每个科室每年都必须接受一定数量的实习医生，或是进修医生。但患者是否就有义务充当医院实习生的“试验品”呢？让人担忧的是，实习生毕竟区别于医生，先不说其是否取得了医生执业证、有无坐诊的权利，单就让其完全替代医生观察病情、开处方、做手术，这就有点不拿患者的健康安全当回事了。实习医生制度本身没有问题，医院引入实习生、进修生，绝不能变成变相的“雇佣廉价劳动力”。如果医院滥用实习生，将医生负责的工作推诿给学生，那么由谁来保障患者在实习生颤抖的手术刀下的权利呢？

二、这样的医生令人失望

医生，作为拥有专业知识的群体，往往由于医疗器械、自身专业水平、工作责任心等原因，导致对疾病判断的失误；患者，苦于对医生的“盲从”，在医疗事故发生后，还常常被蒙在鼓里，即使有所不满，也往往被一句“误诊”轻轻搪塞过去。

某医生接诊一男性患者，主要症状是腹痛、腹胀、恶心呕吐、不排气和便秘。医生在查体时，只让患者把裤子退到下腹部，随便在腹部听、叩了几下，没有进行全身性全面查体，即诊断为“急性完全性肠梗阻”，并通知手术室准备手术。术中才发现患者患的是右侧腹股沟斜疝，小肠已进入疝囊不能还纳，形成绞窄。由于原来按肠梗阻的诊断将切口取在左及脐旁，距疝囊较远，只得重新再开一刀，进行了疝修补手术，给患者造成了不应有的损害。

这是一例由于医生马虎从事、疏忽大意、对工作不负责造成的误诊。在临床工作中，各科均有各自的一套采集病史和检查检验程序，医生必须遵照执行。结合各病例的特点，认真完成诊断工作，否则就有可能造成误诊。如果本例接诊医生能认真负责，按规定进行全面体检，这起误诊过失是可以避免的。

《广州日报》曾经有这样一篇报道，29 岁的彭某在漫长的 8 年等待后，终于在今年怀上了鼠年宝宝。5 月 28 日，她到东莞一家医院做完 B 超检查后，医生称宫外有阴影，怀疑是宫外孕。随后又做了两次 B 超，都疑为宫外孕和囊肿。她只好听医生建议做了手术。但到 7 月 3 日再次检查时，结果让彭圣媛悲伤万分，自己是宫内孕。但因为手术时使用了麻醉药和消炎制剂，胎儿发育不正常，只好做流产手术了。[21]

2008 年 3 月，《武汉晨报》的专栏主笔樊某，带着遗憾离开人世。2006 年 6 月，她在单位的例行体检中被发现右肺尖有阴影。随即，她到武汉一家结核病专科医院检查。这家专科医院一直将其当作肺结核患者治疗，直到治疗近 8 个月后，她才被另一家医院确诊为肺癌，从而错过了最佳的治疗时机。[22]

为何误诊频频发生呢？除了病患的复杂性和医学发展水平的制约外，医生的知识和经验不足，技术水平不高，临床思维能力欠缺，是造成误诊的最主要原因。医生的实践经验和理论知识，会直接影响到其对病史资料的收集、辅助检查项目的选择和观察结果的评价。即使对同样一种疾病临床表现，知识和经验不同的医生，也会做出不同的诊断。

患者来到医院，就是把生命托付给了医院，作为白衣天使，一个 1%的疏忽、误诊，就意味着患者要承担 100%的后果和痛苦。中华医院管理学会曾对误诊原因做过一个调查。误诊的主要原因有四点：一、医生经验不足，新医生不认识老病种；二、医生问诊及检查不细致；三、医生过分依赖或迷信辅助检查结果；四、医生未选择特异性检查项目等。仔细分析这四种原因不难发现，医生的经验、责任心和服务精神，是造成误诊的主要原因。而这也是引发医患纠纷的关键所在。

对于误诊，患者确实难以承受。作为健康所系、生命相托的白衣天使，不仅要有精湛的医术，还要有高尚的医德。在救死扶伤的实践中，必须恪守职业道德，必须尽职尽责。只有这样，才有可能避免任何不可原谅的误诊、误治的发生。

一位从医二三十年，从事近十年医疗管理工作的医学专家，在一次访谈中认为，现在医疗行业最缺少的，既不是先进的医疗设备，也不是高超的医疗技术和人才，而是人性化服务的缺失。最缺少的是将患者作为一个活生生的人来面对，面对疾患带给患者的所有痛楚，面对患者及其家属的渴望与需求，从而给患者提供从生理到心理、从心理到社会的全方位的医疗服务。这种缺失，归纳为一点，就是医疗服务中人文精神的缺失。

某患者因疑有糖尿病，而去某赫赫有名的大医院，找到一位鼎鼎有名的这方面的权威求助，先后一共两次。第一次，那权威一共接待他 10 分钟左右，其中对话大概 30 多秒，只是很简单地问了些问题，然后剩余的近 10 分钟时间里，该权威共填了 23 张化验单。最后关照他怎么去做这些化验，什么时候再来找他。第二次，求诊时间大约 12 分钟，权威用了近十分钟在一张张看化验单，一边看一边自言自语，然后约用 1 分半钟在写处方，开了四种药，又有半分多钟简单介绍了服用方法，整个治疗便结束了。两次总共对话不过十来句，而费用却近 2000 元(不含药费，仅专家费加检验费)。

在整个过程中，那个权威的态度，让人感觉他在行医的过程中缺少了什么，而这正是医学的重要内容——人文精神。他没有意识到有效的叙述和沟通在医疗过程中的价值。类似的案例在生活中俯拾即是。难怪许多患者走出诊室，抱怨就骤然升起：医生不耐烦，不让我说话；医生不真诚，打发我去作检查，不认真听我说话还让我多花钱；医生不相信我，只相信机器。常见的现象是医疗活动结束之时，医生还不清楚患者高矮胖瘦，至于患者的姓名更是被诊疗号、病床号代替。“一项研究表明，医生确信他们花了大约平均 20 分钟在办公室，访问时间的一半给了患者，而实际上只有 1 分钟。另一项研究表明，大多数医生在头 18 秒内，会在患者试图解释自己的问题时，打断他们诉说。”[23]

医者细微的言行，往往会对患方产生巨大影响。医者习惯性的摇摇头、摆摆手，可能造成患者及其家属的痛哭流涕和伤心绝望，从而引发医源性疾病，甚至将患者置于死地。

据新华社专电，2001 年 7 月，一位晚期宫颈癌患者，终于接受导尿管手术，但手术失败，患者已几乎无法排尿。此前，她曾3次按预约来到医院，都被医院以各种原因推迟手术。大夫们的回答几乎都一样："你去问别的大夫吧！"医生的互相推诿，使本已疼痛难忍的患者彻底绝望，最后自缢家中。临死前她写下绝笔"腰痛，流水，不能坐。嘴干，口渴，痛。不好小便，阴道痛，吃了饭不往下去，堵在胃里，肚子痛，发热，最高38.5度，芬必得，要止痛片……痛，痛，痛啊！"

患者在窄窄的三指宽的纸条上，留下了几个刺眼的"痛"字。每一个有恻隐之心的人，都不能不为之动容！每一个有良知的人，都不能不为之震怒！对晚期癌症患者，当前的医学几乎无可奈何，但医学至少有办法让他们在生命弥留之际不这样痛苦。可怜的患者在面临剧痛的时候，并不是没有向大夫倾诉过，可是竟没有一位大夫理会她的诉说，因为患者难以忍受的痛楚，在"见多识广"的医生那里不过是轻描淡写或被视为小题大做。我们可以原谅医学技术的有限，但是，我们如何能够原谅这样的冷酷无情！也许他们的医术并不低劣，但他们的人性卑劣或道德缺失，对患者造成的心灵伤害是无法估计的。患者的血泪控诉，使人们不得不反思：失去了对人的关怀、对生命的尊重，医学还能走多远？[24]

三、过度医疗何时休

2011年初，一则"中国人每年人均输液8瓶"的新闻，揭开了过度医疗的冰山一角，引发了全社会的思考。[25]近年来，一些医院和医生为了追求经济利益，利用处方权和诊断治疗上的信息优势，对患者实施过度医疗。这种现象，不仅使老百姓经济上蒙受损失，花了很多不该花的钱，而且有时会给患者的疾病雪上加霜，影响医疗卫生行业的形象。

"过度医疗"，是指医方在非完全医学目的驱使下，违背医学规范和伦理准则，提供不能明显提高诊治价值，反而徒增医疗卫生资源耗费的医疗服务。国外将此类医疗服务，称为"浪费的医疗"。目前，过度医疗已成为老百姓反响强烈的焦点问题。这种有悖医德、良心的行为，在院方的授意或默许下，正在不断浸染，已经在医疗卫生系统形成了一种慢性"传染病"。[26]

据专家介绍，临床上存在的过度治疗，主要包括过度用药，尤其是滥用抗生素；过度检查——不管病情需要，一开检查单一大堆；过度诊疗——扩大手术适应症范围。小病大治、大病豪治、无病滥检的"过度医疗"，造成了严重的医疗资源浪费。

一位因过度用药所导致肝损害的患者正在向医院讨公道。他患的是甲型肝炎,在住院期间被诱导服用了多种药物,花费了13000元,后来甲肝痊愈了。可出院停药后,肝区却开始疼痛,而且越来越厉害,经另一家医院检查得知,他的肝脏已经受到了药物的损害。

这是一起典型的过度用药案例。甲肝本来是一种自限性疾病,一般给予适当的能量和保肝药物即可,而这位患者花了大钱,却添了新病,导致了药物性肝炎。这几年为了限制用药,医政部门对医院的医药比例(药品收入在整个医疗收入中所占的比例)进行了限制。但由于缺乏对不合理用药的有效监管,加之没有确立医疗服务的合理收费制度,小病大治、过度用药现象还是时有发生。

2010年7月12日《南方日报》报道,一个出生不到1周的婴儿,79小时内做了189项检查,其中包括艾滋病、梅毒、类风湿、糖尿病等项目,花费6000元,面对很多如同"套餐"性质的化验,家属觉得被医院骗了。也许,家属的感觉未必正确,因为"宝宝由于凝血功能缺陷,需输新鲜冰冻血浆"。而按照有关医疗规定,输血的患者必须在输血前留取关于乙肝、艾滋病、梅毒等传染病的相关资料,其目的主要是监控输血传染疾病的信息,提高血源质量。并且这一规定是硬性的,如果有人违反,当事医生会被"一票否决"。因此,给一名出生不到1周,但可能需要输血的婴儿,检查艾滋病、梅毒,本身是符合医疗规范的。但尽管这样,给一名刚出生的宝宝,短短79小时,就做了189项化验检查,还是有些不大让人信服,这么多化验需要留取多少血标本?而一名刚出生的婴儿,体内一共才有多少毫升血,如此不计代价的化验,是不是违背了医疗伦理的底线?[27]

类似这种过度化验检查,是过度医疗的又一种表现。现在国家规定了医院的"药收比",目的是为了减少医院对患者大开处方,避免患者花巨额药费,但面对"药收比"的规定,医院和医生另有增收新招:过度检查,让检查费成为新增长点。再加上由于医患关系紧张,很多医生都有不求有功、但求无过的思想,为了不出现漏诊现象,患者来了,不管三七二十一,把能想到的化验都查了，既可显得对患者负责，而且自己还能规避风险。

一些医生在对疾病的诊断中，不注重询问病史和体检，不进行全面的分析和思考，本来可用普通仪器诊断的疾病，偏偏使用费用高昂的高精尖检查手段进行检查，如甲状腺包块疾病，使用CT和核磁共振等替代B超检查。有的是重复检查，如一尿毒症患者带着几天前在另一医院花2000元做的肾彩超，肾图CT等检查单，到一个"三甲"医院就诊，医生不承认外院的检查结果，并开了一大堆检查单，面对患者的询问，医生回答说：每家医院的检查方法不一样，要想在这里看病就必须重做。

广东高州市50多岁的张女士，因心脏不适到医院检查，结果发现右肝有一个直径3厘米大小的血管瘤。于是医生热情推荐"无须开刀、恢复快、十分安全"的介入手术，并反复提醒如果不早日处理后患无穷。患者听从医生的安排做了手术，术后，医生说手术很成功："放心吧，给血管瘤供应营养的血管已经被塞住了，瘤体不会再长了，也不会癌变。"

但是，这次所谓"成功"的手术，却成为了张女士噩梦的开始，从那以后很长一段时间，她反复高热、身体不适，服药近两年，但始终未能痊愈。张女士辗转到中山大学附属第三医院检查，发现由于手术操作过度，栓塞范围太广，将右肝动脉全部堵死，血液供应不畅的肝脏逐渐坏死，最后不得不切掉2/3的右肝。几年求医，张女士不仅花费20万元，原本红润健康的她，已经瘦成皮包骨。[28]

张女士的第一次手术，后来被专家称为"典型的过度医疗"。对于50岁以上的患者，如发现5厘米以内的血管瘤，外科教科书上介绍的常规处理方法是，除在短期内迅速长大者需谨慎处理外，其他情形可不用理会。因为中老年人的血管瘤，有可能20年都不会长大。如果张女士的那个3厘米大小的血管瘤，真的20年不会长大，那她又何苦花掉20万元，最后还切除了2/3的右叶肝脏？哪个老百姓听了，不觉得张女士有点被诱导消费、让人家牵着鼻子走进泥潭的味道？

在看病贵的大背景下，过高的医疗费用，原本已让许多家庭不堪重负，如果医院放任大处方、滥检查、过度诊疗，对患者来说，无疑于雪上加霜。这不仅违背了医院救死扶伤的宗旨，更是在逼退医德。

医院和患者之间信息的不对称性，医疗行为的垄断性，使得医护人员对患者怎么检查、怎么诊断和怎么治疗,具有决定权,这是过度医疗发生的一种职业条件。医院在患者面前永远处于强势地位。这种情况下,无疑患者是"鱼肉",医生是"刀俎",一旦后者的道德存在些许折扣,受损的永远是患者。随着全国医疗卫生体制改革的深入,在医院和医生对患者和社会承担的责任越来越大的情况下,如果医院和医生对自己的职责和使命认识不够正确,摆不正患者及自身利益的位置,甚至甘愿放弃治病救人的社会职责,那么就成了榨干百姓钱财的冷酷机器。

目前,对于过度医疗还无法确定一个具体量化指标,过度医疗的界限模糊,很难被严格认定。因为每个患者病情不一,而且同一种疾病也有个体差异。但即便如此,也存在规律性的共识。在美国,不同医院的医生,治疗同一种疾病,方法基本一致。而在我国,即便是一个科室的医生,治疗方法也不一样,哪些检查是必需的,哪些是多余的,都是医生根据自己的经验和水平而定,这样就会出现医生把过度医疗解释为合理行为,把道德问题归为技术问题等现象。

那么,为什么会出现"过度医疗"?人们普遍认为,由于医务人员收入与经济效益挂钩,药品回扣、开单提成制度下的医生逐利行为,是造成过度医疗的主要原因。除此之外,医患纠纷实行举证倒置,医生实施"防御性医疗"、患者盲目追求"根治"等,也是重要原因。

遏制过度医疗需要多管齐下。首先,要加强对医务人员的伦理道德教育,加强对医务人员的专业培训,提高其诊疗水平。国家要尽快健全各种疾病的诊疗指南,建立医疗服务质量控制、考核评估的指标和管理体系;同时要扩大医疗保险的覆盖面,建立完善的医疗保险制约机制等,使得医院和医生,主动以提高人民健康、控制医疗费用为目标。

四、医疗欺诈更可怕

在医疗服务行为中,恐怕再也没有比"医疗欺诈"最为糟糕的事情了。如果说过度医疗,只是让患者接受过度的医疗服务,多吃一些药物,多做一些检查,在疾病治疗上多花一些钱,这涉及到的只是一个医德的问题,那么,"医疗欺诈"意味着什么?答案可能是这样的:你根本没有病,身体无恙,而医生却把你诊断成患者,甚至是患大病,把你吓得心神不宁,只要你一上当,就会骗你去吃一疗程接一疗程的昂贵药物,甚至是进行一些根本没有必要的手术治疗。

近日，北京某肛肠医院用广告粉饰专家和设备，医生不看患处，就直接开单灌肠用药，把小病说成大病、把大病说成癌变等恶行，直至被媒体曝光，一直自诩“最好的肛肠医院”的这家民营医院，其高大美好形象瞬间崩塌。

在这家所谓“最好的肛肠医院”，医生没病乱治疗，乱开刀，这些行为其实就是赤裸裸的一种商业欺诈。要知道，在临床上对疾病的诊断，要求是很严格的，有着具体而明确的标准，是什么病就应该诊断成什么病。这种“指鹿为马”的忽悠式诊断，如果不是欺诈，那又是什么？

近几年，出现了一些医院、医务人员(以民办医院为主)专门针对就医人员的求医心切，以非法占有为目的，用虚构未发生的人体损坏事实，或隐瞒人体损坏的真正原因或事实，骗取财物的行为。医疗欺诈经常是把“小病说成大病，无病说成有病，把小病看成大病”，大大地伤害了弱势群体的利益，破坏了医患关系，导致医疗职业群体的整体形象下降和医疗秩序的混乱。

湖北数百名妇女被“免费”假体检骗做妇科手术

2010年8月，不少孝感汉川、黄石阳新的农村妇女，向媒体求助，因为她们被当地妇联组织到武汉两家民营医院“免费体检”后，多数被查出有妇科病，在做完一种“用时只几分钟、收费却上千元”的手术，花费数百、上千元后，却再也与医生联系不上，她们怀疑有人打着“免费体检”的幌子，做着疯狂敛财的勾当。[29]

据《张家界日报》报道，曾有一位女士，看到某市医院在搞“专家义诊”活动，便做了一次免费检查，结果是她患上了“非常严重的妇科肿瘤病”。这位女士在这家医院花了数千元医药费后，医生告诉她，还需要“继续治疗”。在极大的心理压力下，这位女士茶饭不思，几近崩溃。后来，该女士又到一家大型医院检查，结果却是“根本没病”！[30]

先抛出“馅饼”，再诱入“陷阱”。上述医院，此举属于典型的欺诈行为，不仅给受骗人带来经济上的损失，还给她们带来了身心上的伤害。如果这种“医疗欺诈”的医疗机构，能够明目张胆地存在，并且泛滥下去，那么受害的不仅是患者，还有全体医疗机构的公信力。

2004年8月22日，中央电视台《每周质量报告》报道，北京一家医院在广告中，宣传自己的"五虎消癌汤"能够治愈各种癌症，还能把癌细胞转化成正常的细胞；而且广告宣传患者服用"五虎消癌汤"之后，个个都得到了康复或者是有效治愈。这一医疗广告，致使众多患者慕名而来。然而，据记者调查证实，其广告所称高疗效，其实全靠吹嘘，纯属虚假。[31]

类似这种欺诈宣传，是医疗欺诈的又一种表现。上述案例中，北京这家医院夸大"五虎消癌汤"疗效和治疗范围，在宣传中将治疗后病情没有好转的患者，谎称好转，甚至编造虚假病例的行为，明显构成了欺诈宣传行为。

欺诈收费行为，在现实中也并不鲜见，由此而引发的纠纷亦不绝于耳。

患儿陈某患阑尾炎，在一家儿童医院治疗25天后死亡，花费84157.92元。其父几十次去找医院核对账目，但医院仅给提供一份电脑打印出来的"七米长账单"，所有收费项目都只显示总额，不显示数量、单价。患儿的父亲认为医院据此结账不明不白，强烈要求医院出示处方、划价单据、原始收费凭证等，以供核查，可医院以"不给患者核对账目是惯例，我们从来都这样"等理由，拒绝提供。最终证实医院多收费达6336.3元，患儿的父亲对此提出了一加一赔偿的诉讼请求。

本案例中，这家儿童医院根据《医疗机构管理条例》第37条规定，本应负有"按照人民政府或者物价部门的有关规定，收取医疗费用，详列细项，并出具收据"的法定义务，可其多次多收医药费用，又多次拒绝与患者核对查实，并及时退还，其行为应当认定为欺诈收费行为。

严格讲，医疗欺诈行为已经突破了医德的底线，是一种严重的违法行为。我国的《医疗机构管理条例》及其《实施细则》和《执业医师法》，对医疗机构和医务人员欺诈患者的行为，有着明确的处罚规定：医疗机构出具虚假证明文件，骗取患者钱财，给患者带来严重伤害的，应责令停业、吊销《医疗机构执业许可证》，并处以罚金。医疗机构工作人员弄虚作假，尚不构成犯罪的，依法给予行政处分；构成犯罪的，依法追究刑事责任。医师在执业活动中，违反卫生行政规章制度或者技术操作规范，或利用职务之便牟取其他不正当利益者，情节严重的，吊销其执业证书；构成犯罪的，依法追究刑事责任。

如何才能刹住这股歪风？卫生监管部门有必要加大监管与问责力度。具体而言，政府卫生行政部门应该主动介入，积极发动民众参与监督、举报与维权，对那些违法主体开出高额罚款，甚至可以吊销其经营资格与执业资格。对那些性质严重，造成严重后果的欺诈性医疗，还应该引入法律，以商业欺诈罪名，起诉那些跌进钱眼里的医疗机构及医生，让受害者获得应有的赔偿。[32]

“悬壶济世”、“治病救人”，是为医者的理想追求。医生，应是一个有着极高道德水准的职业群体。医疗事业在商品社会中虽具有商业性质，但主体上仍是一种社会事业，而且是人命关天的事业，不能把盈利作为唯一追求，更不允许采取欺骗手段，给本已痛苦不堪的患者更大的伤害。

五、医院怎能见死不救？

救死扶伤、治病救人，是医院和医务人员的天职。然而，在时下没钱或钱化光了的患者被轰出医院，已是司空见惯。医院见危不救，甚至是见死不救，也是屡屡发生。于是人们纷纷感叹人心不古，医德败坏，感叹如今的医院，只有谋利之欲而无仁义之心，“惟孔方兄是尊”，将道义责任和社会良心丧失殆尽。

据《云南信息报》报道，2007 年 4 月 1 日，昆明一超月怀孕的贫困产妇王某，突然感到腹部疼痛，且下身不断流血。她意识到自己马上就要生了，于是丈夫匆匆忙忙向朋友借了 900 元后，和她一起来到了昆明某医院准备生产。

到了医院，医生对她的情况进行了检查后说，她的子宫已经破裂，腹中的胎儿还有脐带绕颈的情况，并且她还有深度贫血的疾病，必须要立即实施剖宫产，才能保证母子平安。之后，医生让她预交 5000 元的医疗费。她只好对医生说自己只有 900 元，希望医院能先帮她把孩子生下来。但听到她只有 900 元后，医生的态度有了很大的变化，不一会儿，其中一位医生对她说，医院现在的医疗设备不全，希望她能换一家医疗技术全面的医院治疗。

之后，他们又分别去了两家医院求助，但都遭到了拒绝。

“我爱人当时的情况非常危急，由于失血太多，几乎已经处于休克的状态，我多次向医院求助说，能否先让她把孩子生下来，日后即使自己卖苦力也会付清医疗费，但这三家医院都不同意。”王某的丈夫黄某说。

后来被云南一家妇产科医院接收，据杨主任说，王某当时的情况很吓人，失血量达 3000 毫升，且处于休克状态，当即就被送进了手术室。同时，医院又派出救护车来到昆明市血液中心，分 3 次调派了总价值为 4900 元的 1300 毫升血液和 10 个单位的冷沉淀（血液的一种），最后采取了剖宫产为王某做了手术，顺利生下一名女婴。“医院考虑到他们的实际情况，只能为他们先进行手术，医疗费用也做了相应减免。”[33]

此案例中，产妇因子宫破裂先兆和大出血症状，先后到昆明三家医院求助，但因身上带的钱不够而被拒之门外，险些丧命。这不禁让患者发出这样的感叹：医院和医生演绎“冷漠的过客”，让人“很受伤”！

其实，早在 2006 年的全国卫生工作会议上，当时的卫生部部长高强，在讲话中提出，“要控制公立医院特需服务，建立医疗救助基金，不许见死不救……”。卫生部副部长马晓伟在此间召开的 2007 年医院管理年会暨全国医政工作会议上强调：“对需急诊抢救的患者，要坚持先抢救、后缴费原则，坚决杜绝见死不救等违规违法行为。”他说：“对需急诊抢救的患者，要严格执行首诊负责制。”他同时指出，医院急救欠费问题确实比较严重，但这并不能成为医院拒绝救治患者的理由。但是，由于经济等种种原因，出现的部分医院对急诊患者“见死不救”现象，在相当长的一段时间，还会不同程度地存在着，也成为民怨积累的重灾区，客观上加剧了医患关系的紧张程度。

7 月 25 日凌晨，熟睡中的安徽籍民工鲍某听见有人“抢劫”，穿着一条裤衩就冲了出去。在与歹徒的搏斗中，鲍某的小腹被捅了一刀，随即被送至医院后不治身亡。然而，英雄鲍某不是完全倒在歹徒的尖刀之下，而是倒在医院的大门口。

据报道，在急救车将鲍某送到医院以后，医院并没有立即将他送进手术室进行手术。因为同去的亲友没有带现金，就这样，鲍某抱着露出来的肠子，在医院等待了 1 个多小时。面对伤者亲人的哀号和哭求，医院硬是“雷打不动”，从上到下都透出一股彻骨的冰冷。[34]

鲍某受伤来到医院，在这种事件突发、情况危急的情况下，医院对鲍某立即进行手术，以拯救其生命，这是法律明文规定的义务，也是医生的天职。然而，在可以履行的情况下，医院却没有履行。面对伤者，医务工作者变成了“冷血动物”，缺少起码的职业准则，这不仅是金钱腐蚀下良知和道德的沉沦，同时也是对法律的公然蔑视和挑衅。

法律中规定的危害社会行为，有多种多样的表现形式。归纳起来，可以分为作为和不作为两大类。所谓不作为，是指行为人有义务并且能够实行某种行为，却消极地不去履行这种义务，因而造成严重危害后果的行为。《医疗机构管理条例》第 31 条规定：“医疗机构对危重患者应当立即抢救。对限于设备或者技术条件不能诊治的患者，应当及时转诊”；《执业医师法》第 24 条规定：“对急危患者，医师应当采取紧急措施进行诊治；不得拒绝急救处置。”这些规定，都具有毋庸置疑的法律效力，医院和医务人员对危重患者见死不救，就是典型的违法行为。

其实，何止鲍某的遭遇不能理解，还有很多事人们也不能理解。

据《新京报》等媒体报道，从齐齐哈尔来北京打工的王某，2005 年 12 月 11 日晚，因腹痛吐血，被 120 救护车送到北京一家医院，因无钱治病，打了止痛针后离开医院。12 日晚，患者因呕血，再次被送往该医院就诊，在一楼走廊厕所门口的担架车上，痛叫半夜，并且大口大口吐黑血，但医生称：钱送来了才能治疗。13 日晚，嘴角有血的患者被发现躺在该院二楼耳鼻喉科门口，被抬到一楼时已经死亡。

近年来，媒体关于医院见死不救的报道屡见不鲜。医院的冷漠，不仅令死者家属寒心，而且更是全社会之痛。中央和地方有关方面，不得不反复重申“先救治后交费”的原则，如卫生部 2009 年 6 月 10 日下发《急诊科建设与管理指南(试行)》，再次明确急诊科对危重急诊患者，应“先及时救治，后补交费用”，确保急诊救治及时有效。广州、深圳、南宁等市拟规定对见死不救，最高罚款 2 万～5 万元不等。然而，有关方面三令五申也好，地方法规规定可处以罚款也罢，都仅仅是用制度试图提高道德水准，实际操作起来，这种以罚代管肯定会有行不通的时候。

在人们看来，医生们之所以会不顾作为医者的职业操守，一再冲破道德的底线，其中一个最为关键的原因，就是市场化所带来的利欲熏心，已经让少数昔日的“白衣天使”变成了冷漠的赚钱工具。当然，医德滑坡、医风不正，也是医院不愿见死必救的重要原因。但无可否认，医院不救人也有其苦衷，医院先行救治了危重患者却收不到相关费用，最终形成了沉重包袱。医院见死不救，说到底，是一个医疗费用谁出的问题。医院如果有专项资金，哪会对患者见死不救？

我们不妨来看看美国人是怎样处理见死不救这个问题的。美国的医疗制度对医院见死不救处罚得相当严厉。当一个患者面临生命危险时，不允许医院和医生见死不救。救活救不活另当别论，但医院必须救。如果真的“见死不救”了，美国的医院会有什么“下场”呢？第一，值班医生和急救中心的值班负责人，将被判刑；医院院长将被迫辞职。他们的人格和医德，将受到社会与媒体的无情抨击，而且将被行业禁入。第二，担责的医院将遭到社会、媒体、众议员和参议员的严厉攻击，前往就诊的患者也会锐减，医院可能因此亏损，甚至破产。第三，医院将为死者付出巨额医疗事故赔偿，100 万美元可能都是小数目；同时，医院还会被处以巨额惩罚性赔款，数额远远超过医疗事故的赔偿。很显然，见死不救是一个赔大本的买卖，精明的医院是不会干蠢事的。

那么，医疗费用到底由谁出呢？有三条途径：第一是医院自行消化了，第二是政府的专项资金，第三是保险公司。美国是一个医疗机构完全市场化的国家，但是，美国政府规定，谁“救死”谁负责。医院可以从“救死”的善举中，获得巨大的社会效益，这样就提高了医院的声望，增加了就医的患者，使自己在与同行的激烈竞争中占了上风。毕竟，“救死”都是急难险重的病例，有助于提高医生的医术水平与经验。而且“救死”也并非完全由医院“买单”，某些“救急”的费用就要由政府掏腰包。[35]

我国这种医院见死不救就罚款的制度，太简单了，根本不能解决本质矛盾。专家认为，要加强医院的公益性，限制医院在过度的市场化中一味逐利，是杜绝医院“见死不救”的根本所在。在具体操作层面上，建议政府设置专项资金，作为应急救助基金，对医院的急救垫付款予以补贴。同时，建立更加完善细致、操作性强的医疗救助体系，比如医疗救助制度、针对低收入阶层的医疗保险制度，以此缓解医患矛盾，解除医院发扬人道主义救治的“后顾之忧”。

六、医疗犯罪危害严重

济世救人、行医治病和忠于职守，自古以来就是医者的职业道德。但行医也会犯罪。医疗犯罪是一种新型犯罪。随着医学技术的不断发展，在临床工作中，某些医务人员利用行使医疗行为，进行各种违法犯罪活动，对医疗活动的管理带来了越来越大的危害。

在刑法理论上，一般将医疗犯罪分为两个类型：一是医疗过失犯罪；二是非法行医犯罪。[36]医疗过失犯罪，是指医务人员在医疗活动的过程中，由于严重不负责任，违反医疗法律、法规及诊疗护理常规，造成患者死亡或者严重人身伤害的行为。医疗过失犯罪，是医疗犯罪最主要的表现形式。在我国刑法中，有专门的条款规定医疗过失犯罪，即刑法第三百三十五条医疗事故罪。

2001年11月22日下午3时许，患者林某(男，16岁)，因上呼吸道感染入院治疗。医生王某简单看了患者在其他医院治疗期间的病历和皮试报告(结果显示为阴性)后，为患者注射了青霉素(与皮试试液不同厂家生产)，结果发生药物过敏，患者林某经抢救无效死亡，后经医学会鉴定，构成一级医疗事故(含责任和技术因素)。

刑法第三百三十五条医疗事故罪规定："医务人员由于严重不负责任，造成就诊人员死亡或者严重损害就诊人员身体健康的，处3年以下有期徒刑或者拘役。"医疗事故罪构成要件：医务人员必须在主观上有诊疗护理过失；客观上必须存在违反医疗卫生法规、诊疗护理常规的行为；必须造成严重的损害后果；损害后果与过失之间，必须存在因果关系。

此案例中，由于医生王某严重不负责任，明知注射青霉素需要做过敏试验而不做。这种明知故犯的主观心理，导致了这次的医疗事故。因为林某已经在其他医院试验反应是阴性，所以就想当然认为不做过敏试验，不会导致严重后果的出现，这种疏忽大意而造成就诊人死亡。医生王某在没有对患者做皮试的情况下，注射了青霉素，致使患者药物过敏死亡，其行为完全符合医疗事故罪的四个构成要件，应以此罪论处。

2005年12月11日，安徽省宿州一家医院眼科为10名患者做白内障超声乳化手术及人工晶体植入术。当晚，一名患者出现眼痛，至12日上午，10名患者相继出现眼部肿疼、流脓等症状。12日下午，10名患者被紧急送往上海一家医院治疗，确诊患者为绿脓杆菌感染。为了保住生命，10名患者中有9名患者眼球被迫摘除。[37]

宿州"眼球事件"暴露出赤裸裸的金钱交易。初步调查发现,宿州眼球事件的幕后,是触目惊心的违规现象。该家医院为了牟利,明知违规,却与一家科技贸易公司签订长期合作协议:医院向公司提供患者,而公司则组织医护人员进行手术。据悉,每进行一例手术,公司收取 2100 元,其余收入归该家医院。协议有效期为 5 年。12 月 11 日进行的 10 例手术,每例手术费为 2800 元左右。

此次医疗事故,是宿州该家医院与非医疗机构违法、违规合作,严重违反诊疗技术规范,而引起的一起后果严重、影响极坏的医源性感染事故,这给患者及家属造成了极大的伤害和痛苦。有关部门已经对这起医疗事故进行了查处。医院为了金钱而置自己的声誉和责任于不顾,将患者的生命安全置于危险境地,这种严重不负责任的行为,哪还有什么职业道德可言?

非法行医犯罪,被认为是一种特殊的医疗犯罪。其特殊性在于非法行医行为,是由没有医师执业资格的人实行的。非法行医犯罪,泛指行为人没有取得医师执业而擅自行医,情节严重可依照刑法接受刑罚处罚的行为。在我国刑法中,见于刑法第三百三十六条,具体罪名有非法行医罪和非法进行节育手术罪两个。

2004 年,年仅 24 岁的魏某,在没有行医许可证和营业执照的情况下,仅凭实习经验,便在宝安区黄麻布开了一家条件简陋的诊所,非法行医数年之久。2010 年 10 月 20 日 9 时许,40 多岁的被害人尹某,到魏某的诊所找其接生小孩。待产期间,魏某帮尹某打了两瓶催生针。21 时许,尹某产下一男孩。随后,尹某头晕,身体发抖,魏某便给其打了一针氨基酸。此后因见到新生婴儿身体发白、没有哭声,魏某便忙着抢救小孩,却未对尹某作产后处理,致其产后大出血。遂即男婴死亡,尹某送到医院急救无效死亡。宝安区人民检察院以非法行医罪,依法对其做出逮捕决定。[38]

此案例中,魏某在无任何行医资格、未取得接生人员培训合格证的情况下,为产妇接生。由于其医疗技术水平缺乏,并滥用催产素,导致胎儿死亡,对产妇也没有进行及时处理,导致产后大出血死亡。情节严重,已构成非法行医罪。

据北京晨报报道，2005年，马某在北京昌平东小口某村开了个体诊所。马某开的诊所没有营业执照，他本人也没有医师执业资格证。2008年6月左右，马某的诊所被卫生部门查处过一次，当时被没收了药品，责令停业。但停了一个多月后，诊所就又悄悄开张了。

2010年9月初的一天，石某感冒发热，到马某开的小诊所看病。马某询问了病情，查看了一下石某的口腔后，诊断石某为嗓子发炎，需要输液消炎。接着，马某给石某输注了头孢曲松钠。当日输完液回到家后，石某就发现手上有许多小红点。第二天下午，石某发现口腔内全是大水泡。当晚，石某赶紧到医院就诊，医生告知是药物引起的过敏反应。之后，石某病情持续恶化，全身起了大水泡，还吐血、胸闷。医院还一度下发了病危通知书。据其治疗医生说，石某就诊时病情十分严重，诊断为重症药疹中的一种——中毒性表皮坏死松懈症。产生原因是药物引起的皮肤炎性反应，死亡率达30%，如治好也会留下后遗症。经后续治疗，石某目前仍存在很多后遗症，包括肝转氨酶偏高、脸上和全身皮肤多处有疤、手脚指甲脱落、视力下降、全身皮肤发黑等症状。经法医鉴定为重伤，伤残等级为九级。日前，无照开诊所的马某以涉嫌非法行医罪，被昌平检察院批准逮捕。[39]

我国刑法第三百三十六条规定："未取得医生执业资格的人非法行医，情节严重的，处3年以下有期徒刑、拘役或者管制，并处或单处罚金；严重损害就诊人员身体健康的，处3年以上10年以下有期徒刑，并处罚金；造成就诊人员死亡的，处10年以上有期徒刑，并处罚金。"卫生部门证实，头孢曲松钠及其他药品在使用过程中，是否需要进行皮试，要按照药品说明书规定执行。但对于未取得医生执业资格而替他人医治的人而言，即使是按照正规的程序进行操作，最后造成被诊治人身体伤害的后果或具有其他严重情节，则仍构成非法行医罪。本案例中，马某涉嫌非法行医罪，且属于情节严重者。

非法行医，不仅扰乱了业已建立的良好的医疗卫生工作管理秩序，而且往往由于非法行医者不具备执业的资格和条件，医疗服务质量差，同时也侵犯了就诊人的身体健康和生命安全。因就诊人是不特定或多数的，故非法行医罪也侵犯了公共卫生。

一桩桩医疗犯罪案例，触目惊心，面对血的教训，我们不禁要问：给患者带来的伤痛如何抚平？谁能给患者一个真正放心的就医秩序和就医环境？

七、患者的权益由谁保证?

现在,越来越多的患者意识到自己在看病时,应该有充分的知情同意权,但说起来容易做起来难。“进了医院就发懵”,“对自己的病情稀里糊涂”,仍是不少患者在看病时都会有的感觉。很多患者表示,一般到了医院,医生说开什么药、让做什么检查,患者就照做,对于自己的病情,有时候医生说得也不是很详细,自己根本不明白,但又不敢问或不好意思问。在医疗工作中,许多医生只是尽了救人的义务,却忽视了医生的告知说明义务,剥夺了患者知情同意的权利。

程某,男,10岁。因斜视去某省级医院求治,诊断为共同性斜视。主刀医生确定手术方案:在右眼手术,患者签字同意。但在麻醉后发现患者的眼位还有10度的内斜,手术医生根据病情的实际情况,把右眼进刀手术改为左眼,以达到更好地校正视功能的目的。术后,患者家属对医生临时更变手术部位,而未向病家说明提出质疑,并把医生、医院推向了法庭。

此案例反映出了当事医生缺乏对患者知情同意权利应有的尊重。医生完全可在术前就向患者讲明右眼和左眼手术,对共同性斜眼效果差异不大,而与患者协商确定,甚至在术中根据病情需要改变手术部位,仍能与患者或其家属沟通确定。若病情紧急,来不及与患者或其亲属商量,那么术后也应该及时向患者或其家属说明,取得患者家属的理解。显然,本案例中的医生,对手术范围估计不足,术前没有交代,术中和术后也未向患者或其亲属说明,造成了侵犯患者知情同意权的医疗纠纷。

让人们悲哀的不仅在于此处,更有甚之是有些医生从不问及患者治疗后的感觉。也许我们的医务工作者认为,你不是一个学过医学的人,对你解释治疗的方案,无疑是对牛弹琴。往往是患者排了一上午队,最后却被医生三言两语给打发了,致使不少患者糊里糊涂地看病,糊里糊涂地交钱。

据人民网记者报道,在北京市某医院的肝胆外科病房,见到来自河北保定的陈女士。刚做完胆囊手术的她,正躺在床上休息。她告诉记者:“我的文化程度不高,医生讲的很多话都听不懂,只有完全听医生的。两种手术方法,医生说了好久,我也不明白有什么不同。唯一有印象的,就是一种价钱高，损伤小，一种价钱低，恢复时间长”。[40]

与此相反，西方国家医务人员的观念，是一定要把患者的病情讲清楚。他给你解释的时候，你随时可以说你没懂，他会马上再给你解释。他也会告诉你各种治疗方法的长处和短处，吃的药有没有不良反应等。患者也永远有选择同意哪种治疗方案或不同意哪种治疗方案的权利。而我国的医务人员，在医疗决策中忽视患者愿望、要求和权利，越俎代庖地替患者作出决定，其直接后果是侵犯患者的自主决定权。

患者郑某，男，18岁，在其父母的陪同下，来到某医院就诊，经检查诊断为先天性外生殖器发育不全。主治的医生对其父母说，做手术可以将其变成女孩，遂实施了外生殖器切除术，从外生殖器将郑某变成了女人。随着郑某逐渐长大，其心理性格逐渐表现为男性（喜欢女孩子），且周围的人也认为他是个讲哥们义气的小伙子。处于双重性格的郑某非常痛苦，以医院侵害了他的知情同意权和自主决定权为由，向区人民法院提起诉讼。医院在法庭上辩称，医生考虑切除其外生殖器，是由于医学文献报道，外生殖器先天发育不全的患者，晚期癌变率为80%，正是考虑到此疾病会威胁到郑某的生命，所以才实施了手术。因为时间原因，也就没有向其阐述理由，但医生的动机是为了患者好。

患者自主决定权，是指对自己所患疾病的诊断、处理、治疗等方面做出决定的权利。在本案例中，对于患者发育不全的外生殖器，决定是否切除，只能是患者本人的权利，任何人无权取代。尽管医学文献报道，先天性发育不全的外生殖器癌变率很高，但患者仍然有权决定是保留外生殖器做承担患癌症风险的男人，还是切除外生殖器做长期靠激素维持第二性征的女人。

在医疗工作中，有的医务人员习惯于管理者角色，居高临下地让患者接受自己认为对患者有利的价值判断；有的医务人员甚至不相信患者的主观陈述，只注意仪器检验结果；有的医务人员存在“患者到医院看病，到底听谁的?”疑问，这些都是忽视患者自主决定权的具体反映。

一位瑞典籍的华人，曾在网上说，在西方国家，去医院看病是一件非常自我的行为。在医院里你只要接触一个人，那就是医生。一般是由医生将患者叫到自己的诊室，然后把诊室的门关上，医生面对你一个人开始门诊。

此时,在他的诊室内是不允许第三者进入的,甚至连护士也不被允许的。

这位华人讲了自己在国内看病的经历。当她第一次跨进一家中医院时,十分吃惊。原因源自在她的眼前出现了一个偌大的房间,一张张的床上躺着患者。"我怎么能和那么多人一起看病?原本我只是想偷偷地溜进医院,只想让一位大夫知道我的病情,给予治疗。现在可倒好,我仿佛成了电视节目里一位奇怪的、没有做任何准备的嘉宾!这时,突然有个患者大声问我:'你哪儿不舒服了?'听到这个声音我顿时感到天塌地陷。"

相比在西方国家,一个陌生人是不可能向一位患者提出这样的问题的,更不可能用那么大的声音嚷嚷,让所有人都能听到。有关身体方面的问题,在他们看来是绝对的个人隐私,这是一个有可能使人难过或是让人感到难为情的话题,如此敏感的问题,是根本不能提及的。

在我国就不以为然,一些经常出入医院的人就不难发现,医院的床头卡将患者的疾病信息暴露无遗,男女挤在同一间治疗室里进行臀部肌肉注射,患者一不小心就会走光。那种当着异性患者穿脱裤子的动作,让人十分尴尬……,医院成了个人隐私最容易暴露的地方,而妇科无疑成了"重灾区"。

患者周某自述:有一次我在一家大医院的妇科看病,当时候诊大厅里坐着不少陪女士来看病的先生,而在门口分号的护士却毫无顾忌地大声重复对我病情的描述。进入诊室后,医生身边围着一大堆患者,医生当着这些人的面,声音很大地问我的生理周期,是否做过人流和性生活的情况,我当时非常别扭,回答声音小了,医生还大声追问,丝毫不理会我的尴尬。

据某媒体报道,孙女士在某省级大医院做人工流产时,为她做妇科检查的大夫,带了一群实习生。起初,她让实习生们走开了,但等她上了检查床后,那位医生又把实习生们招呼过来,对照着她的下身给学生们讲解。在未经本人同意的情况下,被当作"标本"让实习生观摩。这种侵犯隐私的遭遇,让她有一种说不出来的屈辱。

患者需要保护,医生需要成长。一方面医疗技术的发展以及医学专家的成长,需要患者的奉献和支持;另一方面患者的身体尤其是身体的隐秘部位，是公民的个人隐私，未经本人同意，任何人不得观看、拍摄和触摸。

北京某2岁的女孩，因腹泻发热被送进医院，被诊断为“急性阑尾炎”，经急诊手术切除发炎部位，送检时，竟发现被切除的是女孩的右侧卵巢组织。经过患儿家属的多方奔走呼号，最后法院判决，被告医院侵犯了患者的健康权和肢体、器官的完整权，“损害后果严重而久远”。[41]

随着人民群众法律意识的增强，主体地位的觉醒，维护自身权利要求，也就成为必然的选择。在传统医学模式背景下，医务人员对于患者权益重视不够，医院管理中往往也忽视了患者的权益，许多医患纠纷都来自于对患者权益的漠视。目前，医院走向被告席的情况层出不穷，医患关系中是谁承担着高风险？是患者！患者用自己的身体承担着所有的医疗结果和风险。面对如此状况，人们不禁要问：患者的权益由谁来保障？

注释：

[1] 李球璐．医患之间[J]．报告文学，2007，(2)：18-37.

[2] 张经济．医生难当的6大理由[J]．健康大视野，2005，(1)：30-32.

[3] 中国医生生存调查报告[EB/OL]. http://health. sohu. com/s2008/yisheng/，2008-03-06.

[4] 蒋乃珺，杨立春，刘京京．80%工作中没有事件喝水　医生到底有多累？[N]．环球时报-生命时报，2008-03-06.

[5] 孙为立，王旖含．86%医生吸烟因为劳累　医生呼吁设立休息室[N]．健康时报，2008-01-08.

[6] 蒋乃珺，杨立春，刘京京．80%工作中没有事件喝水　医生到底有多累？[N]．环球时报-生命时报，2008-03-06.

[7] 可怜产妇羊水栓塞命绝　检科长组织施暴[EB/OL]. http://bbs. news. 163. com，2009-06-04.

[8] 夏伟．医疗意外及并发症的发生与责任规避[J]．中国农村卫生事业管理，2004，(12)：45-46.

[9] 王洁．医学科技进步对医患关系的影响[D]．南京医科大学，2006，5.

[10] 庄一强．医患关系思考与对策[M]．中国协和医科大学出版社，2007. 193-194.

[11] 王燕平，荀长庚，禹露．3男子注射柴油敲诈医生　为筹毒资出演“苦肉技”[N]．长江信息报，2011-03-03.

[12] 余运西. 出了差错，你会主动告知吗[N]. 健康报，2010-11-12.

[13] 面对医疗差错　谁能给我们承认错误的勇气[EB/OL]. http://www. people. com. cn/，2011-02-14.

[14] 任珊珊. 生命有危险孕妇不听劝　医院强行剖宫救命[N]. 广州日报，2010-12-04.

[15] 姜学林，李晓波，郁申华. 患者学[M]. 第二军医大学出版社，2007 年.

[16] 刘虹. 医学哲学[M]. 东南大学出版社，2004. 162.

[17] 任敏. 卫生部：医院滥用抗生素可被降级　患者有责任[N]. 北京日报，2011-04-08.

[18] 姜学林，李晓波，郁申华. 患者学[M]. 第二军医大学出版社，2007：167.

[19] 李琭璐. 医患之间[J]. 报告文学，2007，(2)：18-37.

[20] 实习生“越俎代庖” 挂主治的号换实习生刀[EB/OL]. http://www. 39. net，2006-02-24.

[21] 刘洁. 一女患者苦盼 8 年终于怀孕　医院误诊导致流产[N]. 广州日报，2008-09-02.

[22] 右肺阴影，治疗 8 个月才被确诊肺癌[EB/OL]. http://www. sina. com. cn，2008-04-25.

[23] 许锋. 论良好医患关系的塑造[J]. 中国医刊，2003：153.

[24] 夏榕. 从哲学角度看现代医患关系的重建[D]. 西南大学，2008，4.

[25] 中国每年人均输液 8 瓶　引发社会全面思考[EB/OL]. http://news. 9939. com，2011-04-14.

[26] 扶云. 过度医疗何时休[N]. 中国医药报，2006-01-02.

[27] 新生儿“被套餐”3 天做 189 项检查　包括艾滋梅毒[EB/OL]. http://news. 163. com，2010-07-12.

[28] 过度医疗个案[J]. 家庭医学，2006，(1)：7.

[29] 廖薇薇. 湖北数百名妇女被“免费”假体检骗做妇科手术[N]. 长江日报，2010-08-22.

[30] 曾闻. 医疗欺诈行为必须严厉打击[N]. 张家界日报，2009-03-22.

[31] 北京一家医院广告作假　癌症治愈患者子虚乌有[N]. 京华时报，2004-08-23.

[32] 康真金. 比过度医疗更可怕的是“欺诈医疗”[N]. 健康报，2010-09-09.

[33] 贫困产妇遭 3 家医院拒收　大出血险些丧命[EB/OL]. http://society. northeast. cn/system/2007/04/02/050759112. shtml，2007-04-02.

[34] 彭兴庭，徐学江，彭联联. 医院见死不救该当何罪？[N]. 中国医药报，2005-08-11.

[35] 孟嗣贵. 美国怎样处理医院见死不救[N]. 医药经济报，2009-07-02.

[36] 臧冬斌.医疗犯罪比较研究[M].中国人民公安大学出版社,2005.

[37] "宿州眼球事件"触目惊心[EB/OL]. http://www.sina.com.cn, 2005-12-23.

[38] 王纳,钟如君,彭婕.80后女子开黑诊所非法行医致高龄产妇母子死亡[N].广州日报,2010-12-15.

[39] 叶青,杨静,贺阳.女子感冒就医被治成九级伤残 医院曾发病危通知[N].北京晨报,2011-01-30.

[40] 黄瑛.患者看病知情权谁来保障?[EB/OL]. http://www.people.com.cn,2007-01-12.

[41] 朱玉,傅刚.谁来保护患者权益[N].新华每日电讯,2000-07-20.

是谁制造了“问题”

——不仅是对医患双方的拷问

在医患交往的过程中，医患双方各有说法，但都在强调自己的权利，追求最大的利益，稍不注意，就不可避免地爆发医患冲突。然而医患之间那个“结”太复杂，医患纠纷的产生，也不仅仅是医方或患方单方面的因素，而是一个社会问题，一个综合性、多角度的问题。那么，是什么原因让医患之间失去了从前的平静？到底是谁恶化了医患关系？

制度原因

一、医疗体制定位的缺陷

冰冻三尺非一日之寒，当前我国的医患关系紧张，说到底是医疗体制长期未理顺的结果。2005 年 7 月，国务院发展研究中心与世界卫生组织合作的研究报告《中国医疗卫生体制改革》指出，当前的一些改革思路和做法，都存在很大问题。其消极后果主要表现为，医疗服务的公平性下降和卫生投入的宏观效率低下。现在医疗卫生体制出现商业化、市场化的倾向违背了医疗卫生事业的基本规律。[1]这就等于宣告中国以市场化为目标的医疗体制改革的失败。

建国初到 90 年代初以前，我国的医疗体制大多都是公办性质的，城镇职工看病、住院大多是政府买单。之后，我国政府为推进医疗卫生改革，相继制订了一系列政策措施，主要包括鼓励社会力量兴办医疗服务机构，增强医疗卫生机构自身的发展活力，实行灵活的收支分配政策等。90 年代中期，国家开始探索建立城镇职工基本医疗保障制度。1996 年，党中央、国务院召开新中国成立以来的第一次全国卫生工作大会，作出《关于医疗卫生改革与发展的决定》，明确了医疗卫生事业是政府实行一定福利政策的社会公益事业，并提出了新时期医疗卫生工作的方针，要求医疗卫生工作，必须坚持全心全意为人民服务的宗旨，正确处理社会效益和经济效益的关系。这一时期，城镇职工看病、住院，是政府出一部分、个人出一部分相结合的政策。从 90 年代末到 21 世纪初，这一阶段，对医疗改革的总体取向是市场化，正是市场化取向，使我国医疗发生了很大的变化，市场化导致的矛盾在初期还不太明显，但随着市场化改革的深入，医患矛盾也越来越突出，越来越尖锐，越来越激化。

毫无疑问，市场化取向的体制变革，极大地促进了我国医疗卫生事业的发展。表现在：医疗服务领域的供给能力全面提高；医疗服务机构的数量、医生数量以及床位数量，都比计划经济时期有了明显的增长；技术装备水平全面改善，医务人员的业务素质迅速提高，能够开展的诊疗项目不断增加等。但是，将医疗推向市场，让医疗机构按照市场化的模式运作，没有处理好效益与公平之间的关系，而是将“经济效益”放在首位，忽视了“兼顾公平”的原则，于是导致了医疗制度改革偏离了“公平、公正”的价值目标，广大农村和城市居民、大学生、婴幼儿、孤寡老人等，被医疗制度改革边缘化了，间接剥夺了他们的医疗健康权。由于对医疗卫生行业的公益性和特殊性认识不够，市场化条件下的医疗制度改革，与医疗卫生事业发展的规律和要求之间是存在矛盾的。

一是医疗卫生服务的公共性质与市场化服务方式之间的矛盾。与一般消费品不同，大部分的医疗卫生服务具有公共品或准公共品的性质。具有公共品性质的服务，是营利性市场主体干不了、干不好或不愿干的，同时也是个人力量所无法左右的。因此，必须而且只能由政府来发挥主导作用，否则容易出问题。2003 年，SARS 肆虐所暴露的公共卫生危机以及其他诸多问题的出现，已经充分地显示出问题的严重性。

二是医疗卫生服务普及性与市场化服务方式之间的矛盾。医疗卫生的普遍服务性质，决定了它必须能够及时满足每一位患者的需要。因此，医疗卫生服务体系本身必须是多层次的、布局合理的。但完全市场化的服务方式，不仅无法自发地实现这一目标，而且必然导致医疗服务资源在层次布局上向高端服务集中，在地域布局上向高购买力地区集中，从而使医疗卫生服务的普及性大大降低。改革开放以来，中国大城市的医院密集程度和拥有的高端服务设备数量，已经达到了西方发达国家的水平，而广大农村地区，还是存在缺医少药的状态。

三是医疗卫生服务的宏观目标与市场化服务方式之间的矛盾。从全社会角度来讲，医疗卫生事业发展的合理目标，应当是以尽可能低的医疗卫生投入，实现尽可能好的全民健康结果。但在市场化的服务体制下，医疗卫生服务机构及医务人员，出于对营利目标和自身经济利益的追求，其行为必然与上述目标发生矛盾。只要将经济效益放在首位，就必然出现轻预防，重治疗；轻常见病、多发病、重大病和疑难病；轻适用技术，重高新技术的倾向。更为严重的是：一些医疗卫生服务机构基于牟利动机，提供大量的过度服务，甚至不惜损害患者的健康。[2]中国改革开放以来，医疗服务价格以及全社会卫生总投入迅速攀升，人民群众健康水平明显改善，但是，当前我国医药卫生事业发展水平，与经济社会协调发展要求和人民群众健康需求不适应的矛盾还比较突出。

2009 年 1 月通过《关于深化医药卫生体制改革的意见》和《2009～2011

年深化医药卫生体制改革实施方案》,对医药卫生体制改革重新定位:着眼于实现人人享有基本医疗卫生服务的目标,着力解决人民群众最关心、最直接、最现实的利益问题。坚持公共医疗卫生的公益性质,坚持预防为主、以农村为重点、中西医并重的方针,实行政事分开、管办分开、医药分开、营利性和非营利性分开,强化政府责任和投入,完善国民健康政策,健全制度体系,加强监督管理,创新体制机制,鼓励社会参与,建设覆盖城乡居民的基本医疗卫生制度,不断提高全民健康水平,促进社会和谐。因此,随着新医改方案的出台,医药卫生体制定位的缺陷将被有效弥补,这对建立中国特色的医药卫生体制,逐步实现人人享有基本医疗卫生服务的目标起着重要作用。

二、医疗资源总量不足,结构失衡

我国医疗卫生资源短缺,配置结构不合理,基层卫生服务体系薄弱,这是我国目前医患关系紧张的一个重要原因。2011 年 2 月 18 日,卫生部部长陈竺在作深化医药卫生体制改革形势报告时表示,当前老百姓反映强烈的"看病难,看病贵"的问题,是多种原因长期积累造成的,其中原因之一是"医疗卫生资源总量不足且配置不合理,基层卫生服务体系薄弱"。我国虽然已经基本建立了遍及城乡的医疗卫生服务体系,总体上解决了卫生资源绝对匮乏的问题,但医药卫生资源总量仍然不足,配置也不够合理。

(一) 医疗卫生资源短缺

改革开放以来,政府卫生支出的比重大幅度下降,对医疗卫生的投入长期不足。我国政府的总体卫生支出(主要包括卫生事业费和卫生基建投资),无论在财政总支出还是在当年中的比重,基本随着改革开放逐年呈下降趋势。在 2007 年中国共产党第十七次全国代表大会后的近几年,政府卫生支出的比重有所上升;随着医改的深化,在"十二五"期间,我国将继续加大政府投入力度,优化投入结构。

据上一届卫生部部长高强披露,上世纪八九十代,卫生支出曾经一度占到政府总支出的 6%,而到 2002 年,这个数字已经下降至 4%。2005 年,中国卫生总费用(包含政府支出、企业支出和个人支出)虽已达到 GDP 的 4.68%,但中央财政投入的卫生经费,仅占卫生总费用的 17.9%;社会卫生支出占 29.9%;居民个人卫生支出占 52.2%。[3]

政府医疗卫生支出占 GDP 的比重，发达国家一般在 5%～7%，美国 2003 年为 16%。2008 年，中国卫生总费用虽已达到 GDP 的 4.63%，但中央财政投入的卫生经费和公费医疗，仅占卫生总费用的 24.7%。2000 年 6 月 19 日，世界卫生组织在对全球 191 个成员国国家卫生系统做出量化评估后，对这些国家的卫生绩效进行了排名，中国在“财务负担公平性”方面，位居尼泊尔、越南之后，排名 188 位，倒数第四，与巴西、缅甸和塞拉利昂等国家一起，排在最后，被列为卫生系统“财政负担”最不公平的国家之一。[4]

中国卫生部公布的《2011 年中国卫生统计提要》显示，政府预算卫生支出巨幅下降后有所攀升。1980 年的卫生总费用中，政府预算支出占卫生总费用的比重为 36.2%，到 1990 年，政府预算支出占卫生总费用的比重降为 25.1%，到 2000 年，再降为 15.5%。这就意味着在改革开放的 20 年里，平均每年降低一个百分点。这从根本上改变了医疗卫生事业的生存环境，迫使医疗卫生体制不得不发生适应性变化。2007 年后，政府卫生支出的比重有所上升，到 2009 年，政府、社会和个人卫生支出所占比重，依次是 27.5%、35.1%和 37.5%。从上述数据可以看出：政府投入的缺失，造成了公共卫生领域和老百姓的基本医疗得不到有效保障，导致广大农村及贫困地区缺医少药，生活卫生环境恶劣，地方病和季节性传染病流行爆发，不能有效地满足群众日益增长的医药卫生需求。为此，中央政府和地方政府还要继续增加对卫生的投入，逐步提高政府卫生投入占卫生总费用的比重，减轻居民个人基本医疗卫生费用负担。

医疗卫生资源总量不足，还表现在我国优质医疗卫生资源总量不足。2010 年 12 月 24 日，卫生部副部长张茅在就国务院关于深化医药卫生体制改革工作情况的报告进行专题询问时指出，虽然我国的医疗卫生事业取得了快速发展，但是从目前的情况来看，从每万人医生数、床位数与国际上相比，我国还是明显偏低的，特别是优质资源短缺。[5]

据统计，2010 年，医疗卫生机构床位数为 3.56 张/千人口。我国执业（助理）医师为 1.79 人/千人口，而据世界卫生组织 2009 年统计，美国达 2.7 人/千人口、法国达 3.7 人/千人口。2010 年，我国注册护士为 1.52 人/千人口，远低于 2008 年全球 2.8 人/千人口的平均水平。2010 年，全国卫生技术人员中，大专及中专学历者占 70.8%，本科以上仅占 24.9%，另有4.2%为高中及以下学历。[6]我国医护比为10.8，远低于2008年全球102.9的平均水平和世界银行102的建议医护比。[7]

在医疗卫生资源日益集中向大城市转移的同时，一些基层医疗卫生机构，如县级以下的乡镇卫生院却面临着卫生资源匮乏、医疗设施落后、医疗水平下降的困难。据卫生部公布的《2011年中国卫生统计提要》显示，2010年，每千农业人口乡镇卫生院床位数仅为1.12张，每千农业人口乡镇卫生院人员仅为1.30人；平均每村卫生室人员2.17人，每千农业人口村卫生室人员数1.46人。一些乡镇卫生院由于财政支持不足，鲜有医疗设施的改善，再加之原有设备的陈旧老化，已难以满足当前病症的诊治需要。

据统计，一些偏远地方，村卫生所竟然连“老三件”也因损坏而配备不齐。在村个体诊疗所的设施配置中，平均每个村个体诊所拥有0.96个听诊器、0.81个血压计、0.16个冰箱。很多乡镇卫生院用房面积不足，有的甚至使用危房进行诊治。[8]

由此可见，县级以下的乡镇卫生院，逐步陷入了人员和技术缺乏的双重困境之中。据《2011年中国卫生统计提要》显示，全国乡镇卫生院的数量从2005年的40907家下降到2010年的37836家，减少了8.1%。此外，一些专业公共卫生机构数也略有减少，如疾病预防控制中心的数量从2005年的3585家下降到2010年的3513家，专科疾病防治机构的数量从2005年的1502家下降到2010年的1274家。在我国医疗卫生领域中，医疗资源从总体上看还是紧缺的，特别是弱势群体医疗资源匮乏。正是由于医疗卫生资源总量不足而使一些医疗机构，要么提高药品价格，要么进行过度医疗，过度逐利以维持运行，使老百姓的医疗负担日益加重，形成了一种恶性循环，使得医患之间冲突逐步升级。

(二) 医疗卫生资源结构失衡

长期以来，我国医疗卫生资源配置均衡，特别是城乡之间，基层农村医疗卫生资源薄弱，优质资源过度集中在大城市。

首先，城市、农村医疗资源分配差距悬殊。目前，全国的医疗资源80%集中在城市，20%在农村；医疗卫生领域的高新技术、先进设备和优秀人才基本上集中在大城市、大医院。据了解，在广州多家三甲医院中，每家医院拥有的副主任医师数量至少几十人，有的医院多则超过百人。基层医疗卫生机构的服务质量和医疗条件，不能满足群众的基本就医需要。据统计，截止2010年，中国城市人口的执业医生人数是2.74人/千人口，而农业人口的医生数只有0.95人/千人口；城市人口的注册护士人数是3.09人/千人口，而农业人口的注册护士人数只有0.89人/千人口。基层卫生队伍人才缺乏，尤其是高素质人才缺乏。目前，乡镇卫生员中高级职称人数只占0.8%，本科以上学历的大概占2.2%，专科以上的只有20.3%，中专以上的大概占58%。[9]老百姓得了病，在当地得不到有效治疗或者不相信当地医疗机构，造成了患者就医纷纷涌向城市大医院，从而让这些医院陷入门诊的海洋中。比如，北京儿童医院，其门诊量超过了8000人次，北京协和医院门诊量2010年最高达到12000人次，现在北京的三甲医院都是七八千的门诊量，早上挂号到医院看病的人非常多，包括北京市的患者，还有全国各地的患者。[10]正是由于医疗资源的分布不均，致使大量完全可以在社区卫生服务中心或一二级医院治疗的普通患者，也集中到了大城市大医院，造成大城市大医院人满为患。

近年来，卫生部门一项调查告诉我们，全国县级及县级以下综合医院，平均每个医生每天只有4.6个门诊患者、1.4张床位，相当于不到两个小时的工作量。即使考虑科研、教学和其他工作，医院效率总体上还是低的。一边是大医院人满为患，一边又是乡镇卫生院、社区医院等基层医疗机构门可罗雀。这样不仅造成了医疗资源的浪费，也促使了医疗费用的上涨，形成了卫生资源的严重浪费和患者看病难同时并存的现象。

其次，医疗资源在人群分配上不公平。医改后，医疗费用上涨，贫困老百姓，特别是一些偏远地区的贫困人群，因经济基础、经济地位较差，经常放弃了享有卫生资源的机会与权利。这些都明显无益于经济上处于劣势的群体。而医疗费用的上涨，对于经济、地位处于优势的人群影响不大，因资源明显集中在有钱人、收入高的人群身上，他们享用的医疗资源、医疗服务，明显高于低收入者与贫困农民，而国家也没有出台相关的法律、法规，来遏制高收入者享用过多的医疗资源、医疗服务。即使参加了医保的农民，患了病，大部分的医药费还是得花自己的钱，而且医药费用报销门槛限制多、报销水平低、报销程序烦琐，经常致使广大农村地区的农民对于常见病放弃治疗，从而“被迫”放弃享有医疗资源的权利。

再次，区域发展的差异，导致资源分配不均衡。较发达的东部地区，比欠发达的西部医疗资源分配多，南方较北方分配多。《2011年中国卫生统计提要》显示，2010年，东部医疗卫生机构数为339306个，西部只有288631个；东部医疗卫生机构床位数为3.96张/千人口，西部只有3.35张/千人口；东部执业（助理）医师为2.13人/千人口，而西部只有1.56人/千人口，东部注册护士为1.88人/千人口，而西部只有1.26人/千人口。

从以上分析可以看出，医疗资源总量不足，配置不合理，使经济、地位处于优势的群体，城市及经济、文化较发达地区的患者享受到了大部分的医疗资源。这些所谓的优势群体，多享用的那部分卫生服务，很有可能就是劣势群体被迫放弃的那部分。所有这些不公正的现象，都直接影响到老百姓的生命健康权，影响到对医疗领域的看法和态度，影响到老百姓对医务人员的信任度。如果老百姓与医务人员之间连最基本的信任都没有，何有和谐医患关系之说？

三、医疗保障体系不完善

医疗保障体系不完善，亦是引发我国医患矛盾升级的重要原因之一。尽管我国的城镇职工基本医疗保险制度与新型农村合作医疗制度，取得了重大进展，但是，随着体制改革的进一步深化，如产业结构的变动、国有企业产权制度改革的深入、户籍制度管理的松动等，现行社会医疗保险体制存在的一些矛盾和问题，也逐渐暴露了出来。由于我国目前的医疗体制，是由患者以自费方式来获得医疗服务，即使能报销也是很少的一部分，尚未消除“因病致贫”现象。纵观近年的诸多医疗纠纷，绝大多数都是由于医疗费用过高以及治疗效果与患者的预期疗效不相符合引发的。因此，我国医患矛盾产生激化的根源，与我国的医疗保障体系不健全是分不开的。

诚然，我国医疗保障体系在“十一五”期间不断发展，并逐步完善。表现在：(1)参保人数大幅增加。《2011年中国卫生统计提要》显示，城镇参保人数从2005年的1.38亿，增加到2010年10月的4.25亿。在农村人口中，2010年，参加新型农村合作医疗的人数达8.36亿，参加率为96%。全国总体参保人数（包括新农合）也大幅提高，从2005年的3.2亿增加到现在的12.5亿人，覆盖率达到90%。(2)保障水平稳步提高。政府对城乡居民医保的补助水平由2005年的人均20元，提高到2010年的120元。城乡居民政策范围内住院医疗费用支付比例由2005年的不到30%，提高到2010年的60%左右。城镇职工医保、居民医保和新农合最高支付限额普遍提高到当地职工年平均工资、居民可支配收入和农民人均纯收入的6倍左右。[11]
(3)我国城乡救助制度进一步完善。城乡医疗救助范围和力度进一步加大，2010年中央财政用于城乡医疗救助的资金达到110亿元，比2008年翻了一番。救助对象从五保、低保对象扩大到其他特殊困难群体，救助内容从住院救助逐步延伸到门诊救助。

但是，由于长期存在的体制、机制和结构性矛盾，我国医疗保障体系有不够完善的地方，尚未消除“因病致贫”、“因病返贫”现象。具体表现在：

第一，目前医疗保障制度的公平性不足。一是部分低收入群体没有纳入医疗保障的范围中来，而且对处于贫困边缘的人群关注不够。根据第四次国家卫生服务调查，城市最低收入人口、较低收入人口中分别有46.2%、36.8%未参加医疗保险，最高收入组的参保率比最低收入组高33个百分点，无业人口与学生的参保率低于在业人口，相差30个百分点以上；农村低收入人口中未参加任何医疗保险者占9.0%。从总体上看，城市和农村均存在年龄越小、收入越低，参保率越低的现象。从医疗救助来看，针对的主要是收入极低的人口帮助他们解决基本生活问题，减轻其大病医疗负担，而对位于极端贫困人口之上的大量边缘贫困人口和相对贫困人口的关注则不够。二是个人账户问题。中低收入群体由于缴费能力的不足，个人账户积累不足，难以发挥作用；而高收入人群积累较多，又出现一些过度使用个人账户和恶意浪费的现象；个人账户的设置影响了医疗保障制度的互助共济功能，也造成了一定的管理难题。三是城乡之间、地区之间存在差异。城乡医保缺乏统筹协调；东西部地区之间、大城市与中小城市之间医疗保障公平性也不足。

第二，我国医疗保障水平较低。个人支付费用的比例，虽然总的比例从2005年的52.2%下降到2009年的37.5%，但是个人支付费用的绝对数还在增加，群众对看病贵的问题反映比较强烈。比如，儿童急性粒细胞性白血病，可通过骨髓移植治愈，但其总花费高达四五十万元，普通城市工薪家庭和广大农村家庭一般无力承担。与此相反，在一些发达国家，由于有健全的全民医疗保险体制，全民参加医疗保险，绝大部分的医疗费用都由保险公司来承担，个人无需支付高额的医疗费。比如，日本每个月只需交1100日元(约合70多元人民币)的医疗保险金，看病时，就只需支付15%的费用。[12]
我国香港地区除私立医院以外，香港市民门诊只需要每人每次港币48元，住院每人每次港币68元，即全部包括了此次看病所需的费用。由于我国目前的个人医疗账户资金金额有限，即使是参加医疗保险的患者，由于保障程度低，其分担的费用也不少，而那些没有参保的患者就不得不自己承担所有的医疗费用。因此，提高医保补助标准，降低看病就医的自付金额，提高抗疾病经济风险的能力，是推进基本医疗保障制度过程中的难题。

第三，补偿模式与补偿机制设计不尽合理。目前的医疗保障制度主要是保大病，对门诊的报销较少，而且只有疾病治疗的报销，对预防保健基本没有报销。仅仅补偿住院费用对减轻医疗负担和灾难性医疗支出的作用十分有限。具体来看，一是补偿方式不合理。目前的补偿方式主要是后付制，即先由患者垫付医疗费用，然后再去医疗保险经办机构报销。对于中低收入群体来说，垫付医疗费用成为一个难题，尤其是在患大病时。二是受益面窄。根据调查，患急性病部分医疗费用报销的只有 20%，全部报销的仅占 7%；患慢性病部分医疗费用报销的占 30%，全部报销的占 5%。三是补偿比例过低。当前，我国城镇居民医疗保险和新农合的筹资水平和报销水平仍然偏低。在第四次国家卫生服务调查中，城镇居民基本医疗保险参保人口，报销医疗费用占住院总医疗费用的 49.3%；新型农村合作医疗参合人口，住院费用的报销比例为 26.6%。四是补偿限制过多，报销手续麻烦。一方面，设立了起付线，而且有的起付线较高，提高了报销的门槛；另一方面，规定了封顶线，较低的封顶线使得一些患大病的人，在可报销额度之外仍然要负担大量的医疗费用。对一些异地就医的人来说，要么得不到报销，要么报销手续非常麻烦。此外，报销药品的目录范围比较窄，尤其对一些疗效较好的药，几乎没有纳入医疗保障的范围。

第四，服务水平有待提高。医保关系转移接续困难、异地就医结算难、公共服务能力薄弱、信息化建设滞后等是目前医疗保障服务面临的难题。目前，经办管理服务从人力、财力、信息和医疗管理这几方面看，整体滞后于医疗保险的发展。经办管理能力建设严重滞后，已经成为医疗保障制度发展的瓶颈。

综上，我国医疗保障体系在“十一五”期间取得较大进展，但仍要看到，我国医疗保障制度尚未实现全民覆盖，不同人群医疗保障水平差距较大。最低收入人群卫生支出占家庭收入比例明显高于其他人群，因病致贫率仍然较高。以农民工为主的流动人口医疗卫生服务和医疗保障可及性较差。加上我国城乡医疗救助制度和商业医疗保险起步较晚，覆盖人口和保障力度也不大，医疗保障体系还不健全，造成许多病人有病不敢就医、该住院不敢住院，形成了“小病扛、大病拖”的恶性循环。这样不仅加剧了医患之间的彼此失信，也使得医务人员和医院必须直接面对患者对高额医疗费用的质疑，成为医疗保障制度不完善的“替罪羊”。

四、医药监管制度不健全

医药监管严重缺位，主要表现在医疗质量和费用的监管制度、医疗行业的风险管理制度、药品安全监管，以及药价虚高等方面。

(一) 医疗质量和医疗费用的监管制度不健全

客观而言，患者、患者家属以及消费者协会，由于对医疗知之甚少，很难做到有效监管。而作为矛盾双方的一方，来监管另一方，也很难让医生接受。同时，医生也常常感到有理说不清的情况，从而容易使矛盾激化。事实上，一旦建立了完善的医疗保险体制，医疗费用的问题已经无需患者担心了。因为，保险公司所承担的份额比患者多得多，他们会比患者还急。这样，就会形成保险公司对医疗费用的制约，保险公司会聘用相关专业人员进行监管。医疗质量监管的专业性很强，俗话说隔行如隔山，别说是外行，就是医生，对于非本专业的医学问题也有说不清的地方，所以医疗质量和医疗费用的监管工作，应由医院、各个专业学会和法律界来共同完成。我国至今尚未健全监管制度，与没有监督的权力容易滋生腐败一样，医疗费用与医疗质量失去有效监管，仅靠医生的良心和职业道德约束，很难保证有部分医院和医生，不在医疗费用和医疗质量上做文章。[13]

(二) 医疗服务行业的风险管理制度不健全

我国尚无全国性的医疗风险监管机构，一旦出现医疗问题，没有管理机构和法律条例为医疗行为提供风险分担，只能是患者与医院直接面对。在医患矛盾激化的状态下，医生替患者治病，连自身安全都难以保障，对于疑难杂症还是少动为好。这样，一来可以保护医生自我，二来可以避免引起患者新的不满。其实对于这些疾病，医生努力了还有治愈和好转的机会，如果医生不主动，只能任凭疾病自然发展，其结果可想而知，这样最终伤害的还是患者。如果有由医院和医生共同缴纳的医疗责任保险，由于医疗差错，法院判决需要赔偿的话，也由保险公司支付，如果要打官司，也由保险公司支付律师费。有了这样一个保障，大多数医生心里也会有底。而且更重要的是一旦出了医疗纠纷，患者及其家属不会再找医院和医生，他们只需要跟法院、跟保险公司打交道即可，这样医患直接的矛盾会得到一定的缓和。医院和医生也可以全身心地投入到对疾病的研究和治疗中去。另一方面，如果某位医生的赔付额总是居高不下，要么他所缴的保费上涨，要么保险公司不再给他承保，这对医生的医疗质量也是一种督促作用。

美国是一个医疗技术非常发达的国家，同样也会发生患者状告医生的情况，但通常不会出现围攻医院、殴打医务人员的事件，因为医患双方有共同投保的医疗责任保险。倘若由于医疗过失，法院判决需要赔偿时，也是由保险公司支付。由于有医疗风险保险机制做保障，一旦发生医疗纠纷，患者及其家属不必直接面对医院和医生，他们只需要请律师同法院和保险公司交涉即可。因此，有效地避免了医患双方冲突的产生。如因事故或事件导致保险公司赔额增高，则会导致医生在下一个缴费周期保费上涨，或者是保险公司不再给其承保。显然，这样的分担关系，也构成了对医生医疗服务的一种有力监督。

（三）医药安全监管制度严重缺位

由于医药生产流通与监管制度的缺位，患者已经受到了严重的损害。在众多的药品安全事故面前，患者逐渐失去了对医疗服务提供者的信任。

2006年夏天，巴拿马突发多人因肾功能衰竭、身体瘫痪或其他症状，最终导致死亡的事件，100人因服用含有二甘醇成分的有毒药品死亡。调查机构确认死亡原因，是服用了含有二甘醇成分的有毒止咳糖浆。2007年5月，《纽约时报》认为是中国药品监督管理体制的缺陷，导致悲剧发生。2006年，“齐二药”假药案和“欣弗事件”相继爆发，前者系原料造假，后者因药厂擅改生产工艺，“佰易”事件的原因是违规生产。2007年的药监风暴中，国家药监局原局长被判处死刑，揭开医药监管制度严重缺位的面纱，标志着医药安全监管缺位得到了政府的承认。

面对假药、劣药等引发医患诚信危机的问题，国家药监局做出相应对策。譬如，更加强调药品审评过程中的主审集体负责制，实行审评过程公开透明，审评专家实行公示制，实行驻厂监督员制，对原来的《药品注册管理办法》中的一些规定做出修改，包括重新定义新药，在导向上更加鼓励药品的自主创新，并尝试将药品审批中的个别权力下放给地方，等等。但“药监新政”的监督作用非常微弱，“齐二药”假药事件和欣弗劣药事件，就是明显的例子。法律界人士呼吁对药品生产企业实行惩罚性的赔偿措施，建立健全的诉讼机制让医疗服务购买者对药品生产企业进行监督，但收效甚微。另一方面医药安全监管缺位，导致制度性的寻租腐败。这种寻租腐败，又反过来形成进一步的安全监管缺位。经济学意义上的寻租，是指维护既得的经济利益，或是对既得利益进行再分配的非生产性活动。医药监管人员利益最大化的心理，是寻租性腐败内因。我国市场经济制度及制约权力腐败的立法不完善，只有极少一部分行政违法者受到了惩罚，这在某种意义上向未寻租者暗示，无人监管、收益丰厚、寻租安全的负面信息。国家药监局原局长被判处死刑，只是法律对医药领域寻租腐败予以惩罚的特例，大量的隐蔽寻租行为，并未得到应有的处罚，因而医药安全监管难以到位。[14]

医药安全监管缺位，有其深刻的体制原因。药监局成立之初，就已经在机构建设上失去了保持监管独立性的基础，很多省份都是由省医药公司代替药品管理局，行使医药管理的职能，很多医药公司成为了地方药监局的构成主体。国家药监局推行药品标准“地标”转“国标”政策，将药品审批权从地方集中到国家药监局。药监局实行省级以下垂直管理，国家局并不直接领导省局。因此，在现有体制下，国家局要求查处违规药厂，如果涉及到地方利益，在地方政府影响下，地方药监局未必能完全服从。从另一个方面来看，药监局不具备审批权，经费短缺，药监局对药厂具有很大的依赖性，甚至不得不依靠当地医药企业生存。这种自相矛盾的监管制度，必然导致医药安全监管严重缺位。另外，监管部门执行药品市场准入标准的过程中，由于监管部门人员数量有限，根本无法对大量小而分散的药品生产企业进行全方位监管。再加上药品安全问题的直接受害者，是个别群体，安全危机具有突发性和阶段性，这也提高了监管的难度。

（四）医药定价体制的混乱

医疗活动的价格与其技术含量及劳动的付出严重脱离，相比之下药品价格，由于制药企业的趋利性，通过攻关等活动，大大提高了药品的成本，部分药品特别是新特药的价格，在定价过程中也受到商业贿赂等相关的干扰因素的作用，使其价格是其成本价的几倍甚至几十倍，极大提高了患者的负担。表面上看，制药企业的定价，是严格按照国家的定价制度制定，而实际操作上，每家企业为了追求高利润，在制药成本中注入了水分，然后买通有关人员，使其在审定过程中睁一只眼闭一只眼。虚高的药价其实是把企业的高利润转化为患者的沉重药费负担。

改革开放以来，我国居民人均收入提高了十几倍，而药品价格却上涨了

100倍，有的甚至上涨了200倍。

卫生部统计数据显示：目前我国每位居民看一次病平均要花费79元，住院需花费2891元。在医疗技术水平高的卫生部门直属医院，平均每一门诊、急诊人次医疗费用为163元，住院费用为7961元。在这两项费用中，药费分别占60%和47%。中国消费者协会的一份统计报告指出中国大概有50%的人生了病不敢去医院，其中主要的原因是药品的价格过高。

针对药品价格虚高问题，我国政府的价格管理部门先后17次降低药品价格，并把国家定价的药品，从2001年以前的103种扩大到2010年的1900多种。但总体来说，这些措施并没有从根本上解决药品价格居高不下的问题。我国药品生产企业的特点，是小而分散，企业的人员素质和基础设施，与药品安全生产的规范标准不相称。譬如，我国现在总共有近7000家药品生产企业，政府很难掌握药品生产和销售的真实成本，从而对其价格进行监管，或者即使进行监管也难以真正到位。另外，流通环节有自身的购销差率，允许每个流通环节都具有据此加价的利润空间，这也刺激了医院和各个流通环节销售高价药。在监管制度缺位的情况下，企业为了赢利，生产获得暴利的假药、劣药，使得医患之间诚信危机加重。另一方面药价一降就死的现象，让医药监管部门的监管行为，难以彻底实行，这就给药价虚高提供了运作空间。药监缺位，导致了医药生产流通与消费之间的恶性循环，在医院"以药养医"的政策前提下，它可以在药品出售过程中有一定的利润空间，以此来维持医院的运行。发改委指定的降价药品利润小，医生一般以具有同等效果的高价药品代替。这就产生"大处方"、过度医疗"等现象。再加上药品整个流通领域的腐败，"新药"不断出现，价格不断攀升，医疗服务购买者与医疗服务提供者之间的矛盾日益尖锐，"看病难、看病贵"的状况不断恶化。

五、法律诉讼和医疗纠纷处理机制不完善

医疗纠纷处理机制的不完善与人民群众的诉求需求之间存在矛盾。由于目前诉诸法律解决医疗纠纷成本过高、程序较复杂，加之我国相关法律、法规在这方面规定的模糊和缺位，故近年来通过法律渠道解决的医疗纠纷呈下降趋势，取而代之的是"闹"的方式，甚至靠暴力解决医疗纠纷，陷入"不

闹不赔、越闹越赔、越赔越闹”的怪圈，波及全国的“医闹”，就是在这种背景下产生的。这种现象，如果得不到及时有力的制止，往往会导致医疗纠纷升级，最终酿成群体事件。

目前，不管是维护患者利益的法律，还是维护医生权利的法律，都非常不健全，甚至存在着真空地带。由于法制的不健全，导致了时常发生的医疗纠纷的不当处理。大量的事实表明，从属于卫生行政部门的医疗事故鉴定委员会，很难公正地行使其权利和义务。医疗鉴定的不透明与不公正，严重地影响了医疗卫生事业在民众中的信誉，从而使极少数患者或患者家属，在有欠缺的法规面前丧失信心。在这种情形下，他们往往用有欠缺的维权方式——暴力，来作为他们宣泄不满的手段。

患者对目前两条正当处理医患纠纷的途径——法律诉讼和医疗事故鉴定，并不十分满意。

第一，法律诉讼的途径，不能使患方一定买帐。我国现行的法律、法规，涉及医患纠纷的规定并不完善，使得在操作上不具有明确的可行性。2002年，国务院出台了新的《医疗事故处理条例》，根据该条例，医疗责任的多少及各种赔偿的数额，与患方的期望值存在较大偏差。另外，现行涉及医患纠纷的案件，在审理期间，耗费患方大量的人力、物力和财力。医方毕竟是强势群体，从立案到判决再到最后执行，对患方而言，成本太高，而最后也未必能达到其预期结果。[15]

第二，医疗事故鉴定的途径，使患方认为并不安全、公正。在当地，认定医疗事故构成的专家，是在医学会的“专家库”中随机抽取。可以说就是各医院之间的相互鉴定，“近亲”现象相当严重，容易形成“医医相护”的现象。据统计，在2003年到2005年间，广州地区的医疗事故纠纷中，354宗申请的医疗事故鉴定，最终只有39宗被鉴定为医疗事故，所占比例只有11.02%。也就是说，接近九成申请鉴定的纠纷，被裁定为“不属于医疗事故”。同时，也使医疗事故鉴定难、处理难、告状难，成了一个普遍的社会现象，造成一些医疗事故一拖几年甚至十几年，都得不到很好解决。因此，在医患进行利益博弈的时候，患方当然不首先选择与自己希望有较大差距的途径，而更加愿意“自我援助”，去搏一搏，也许收益更大。这就是职业“医闹”出现的重要原因。“医闹”的产生，不仅严重扰乱了医疗执业环境，干扰了正常的医疗秩序，也加剧了医患之间关系的不和谐。

此外，“举证责任倒置”规则的实施，对医疗机构、医务人员的工作，提出了更加严格的要求。我国是世界上唯一一个在医疗诉讼活动中，采取“举证责任倒置原则”的国家。《最高人民法院关于民事诉讼证据的若干规定》第四条第8款规定：“因医疗行为引起的侵权诉讼，由医疗机构就医疗行为与损害结果之间不存在因果关系及不存在医疗过错承担举证责任”。这样，客观上使得医生出于“保护”自己的需要，谨小慎微，做不必要的检查，开不必要的处方。只有这样，才能在可能发生的医疗诉讼中举出自己无过错的证据。这实际上是一种过度医疗，从而导致医疗资源的极大浪费。

目前，赞成医疗纠纷举证责任倒置的规定的人士，认为医务人员掌握专业知识，证据又在医生手中，患者在整个医疗活动中虽然可以感觉到自己受到了伤害，但由于知识的欠缺和证据的缺乏，根本无法证明这一点。从这一点来说，一旦发生医疗纠纷，医院占“绝对优势”，举证责任倒置极大地保护了患者的利益。反对医疗纠纷举证责任倒置规定的人士，则认为医疗侵权举证责任倒置对医方不公。因为从法律角度来说，举证责任最重要的原则在于公平，举证责任分配不公平，必然会导致裁判上的不公平。[16]患方作为原告应对医疗侵权的发生负一定限度的举证责任，其后再发生举证责任的转移，而举证责任倒置，最大限度地免除了患方的举证责任，对医方和医生太不公平，导致医生出于自我保护而做出“检查套餐”、“保守治疗”等，进而直接损害了患者的利益。举证责任倒置的规定，也有可能鼓励患者诉讼，使“恶意诉讼”增加，引发医患关系新危机。

实际上，让患者举证医院“不清白”是件很困难的事，但要让医务人员举证自身“清白’，同样也不容易。虽然医院掌握患者病历等证据，但这些证据往往并不足以说明治疗过程是否有过失，医院不可能将医生与患者的每次谈话都录音，也不可能将每次手术过程都予以录像。而从论证的角度来看，即使在医学上许多看似简单的问题，如果它是“多因一果”的，那么即使再高明的医生，有时也很难把因果关系理个明白。理不明白，自然无法举证，无法举证就意味着败诉。医疗诉讼中的“举证责任倒置”在解决患者举证难的同时，却将医院和医生推入了举证难的尴尬境地，使得医患双方在医疗纠纷中处于另一种不对等状态。医患本是一个统一体，如果医院和医生的权益得不到切实维护，他们很可能将所受的损失转嫁到患者身上。例如，在进行疾病诊断时，为了避免医疗纠纷，不给患者留下挑剔的借口或把柄，医生往往进行大撒网式的化验或检查，在履行手术签字的告知义务时，夸大手术本身的风险性及手术后的副作用，拒绝收治高危患者或不进行高危手术等特殊医疗行为。由于过分谨慎行医，怕产生医疗纠纷，因而造成过分检查、过分用药，又加重了患者的负担，引起患者对医生过分检查、过分用药的不满，医患的不信任情绪和纠纷也就产生了。

目前，处理医患纠纷的法律文件有：最高人民法院2003年1月《关于参照医疗事故处理条例审理医疗纠纷案件的通知》、2004年5月《关于审理人身损害赔偿案件若干问题的规定》以及《最高人民法院关于医疗事故处理条例和人身损害的司法解释》。但是，这些规定与《医疗事故处理条例》的规定，有些地方不一致或有冲突，医患双方在自行调解医疗纠纷时，选择法律、法规依据常各执己见。

按照《医疗事故处理条例》第四十九条第二款：“不属于医疗事故的，医疗机构不承担赔偿责任”。而患者方认为医患纠纷是侵权行为或者合同行为，只要医疗机构有过错或损害事实存在，医疗机构都应承担责任，应当按照《民法通则》或《合同法》的规定赔偿。医院首选前者，患方首选后者。由于双方价值取向不同，多数不能达成协议，因而引起医患纠纷增多，矛盾加剧。

此外，因为现有法律、法规的衔接适用还存在众多问题，导致司法机关在处理案件时，往往根据理解来套用法律，同一类医疗纠纷套用不同的法律，赔偿金额可出现天壤之别，既浪费诉讼资源，也影响了法律的严肃性，使医患矛盾进一步激化。

林某夫妇婚后7年一直未孕，于2009年至南京某医院进行试管婴儿术，并签署了“人工受精服务合同”，而手术以失败告终。林某夫妇认为医院擅自更改手术方案，导致手术失败，以消费者权益保护法提起诉讼，要求院方承担责任。

林某夫妇认为他们是付钱购买医疗技术服务的消费者，享有《合同法》和《消费者权益保护法》规定的权利，院方擅自单方面改变手术方案，属欺诈违约行为，应承担法律责任。而院方则认为人类辅助生育技术，属于高新技术，更改手术方案是考虑技术适应症的需要，不能等同于商品买卖的消费关系，故不存在违约行为。医患之间就开展试管婴儿术是否属于消费行为，存在严重分歧，而现行任何法律，都难以让双方找到统一的法律立足点，矛盾也就无从调和。

两患者于2004年至泸州某医院进行肾移植手术，术中，两患者的输尿管均不慎被导尿管刺破。一患者走医疗事故鉴定之路，按《医疗事故处理条例》规定，获赔3万多元，另一患者直接提请司法鉴定，根据“人身损害”赔偿标准，获赔14余万元。

在诸法并存的情况下，各法律本身存在着冲突和矛盾，导致出现不属医疗事故的医疗纠纷赔偿金额，反而远远超出医疗事故补偿费的倒置现象。在上述案例中，两患者面对同一医疗人身损害纠纷采取了不同的司法途径，结果以“人身损害”提起诉讼的赔偿金额，远远高于被鉴定为医疗事故后的赔偿金额。如此，卫生法律法规的不健全，使医患双方缺乏调解平台，甚至有时反而使分歧扩大化，医疗纠纷的解决也深受影响。

媒体原因

一、媒体的“作为”

随着传媒业市场化竞争的日益加剧，各媒体为了维持和增加本媒体的听众、观众和读者，竞相推出大众感兴趣的热点新闻，以达到扩大市场占有率的目的。随着经济高速发展而社会发展相对滞后，治安、环境、教育和医疗等方面出现了许多问题，其中以医疗问题涉及面最广，受众面最宽，炒作医疗问题所产生的政治风险最小，而成为媒体报道的首选对象。

医患纠纷的冲突性，以及人类具有的求知、好奇、表达和追求公正等天性，注定医疗纠纷个案会受到媒体报道和舆论的关注。医生和患者原本是站在同一战线，一起对付共同的敌人——疾病，但在媒体过度炒作中，医生和患者被人为划成对立的两面；加上部分媒体片面地把医患关系矛盾点理解为商业流通中的消费行为关系，强调患方的弱势群体地位，无形中使记者在对医疗纠纷与冲突的报道中带有浓厚的感情色彩，医生的合法权益没有获得应有的重视。医患纠纷一旦发生，被认为是弱势的患者首先博得了媒体的同情，客观上导致媒体成为患者手中寻求支持的工具。有些患者，为达到某种目的收买媒体，肆意宣传，制造舆论，有意识地把媒体的倾向性当成砝码，向医疗部门施压，导致矛盾激化。出于对媒体压力的畏惧和自我保护意识，医疗机构与医生把患者当成潜在的起诉者，尤其是面对危急、疑难病患者时，不敢创新，从而影响了对患者的有效救治。少数媒体记者缺乏相应的知识，片面追求所谓"新闻"和"轰动效应"，在事实未弄清之前，就过早地、不恰当地将"事实"公布于众，甚至连续炒作，肆意渲染。这不仅无助于医疗纠纷的公正解决，反而使问题更加复杂化，误导公众，使患者和医务人员形成对立，对医患关系的紧张和医患纠纷的产生，起到了推波助澜的作用。[17]

在当前媒体的报道中，常有事实被扭曲的现象，人为炒作医疗纠纷和"事故"，成为了媒体记者竞争的砝码。这种炒作很不正常，也很可怕。媒体对医务人员的指责远远多于肯定和鼓励，患者由此而产生对医方的不信任，这种以偏概全的认识，极大地伤害了医护人员的积极性，非常不利于医疗行业的发展。少数媒体为吸引公众眼球，夸大其词，不客观报道，甚至将医院视为牟利方、公众的假想敌，对医学科学一知半解，妄加评论，严重误导公众。

王小姐 4 月 19 日到广州某医院放射科拍片。林医生担心患者衣服上的油漆花纹和文胸上的扣子影响拍片效果，要求其将上衣和文胸脱下，但王小姐只同意脱下上衣。林医生说："这是常规，都这样。没有见过这么不配合的病人，不然今天就不拍了。"王小姐很生气，遂向院方投诉。回家后，有家人给媒体报料。很快，媒体披露了此事，用的标题是：《拍胸片要不要脱光衣服？》

报纸出来后，医生和患者都很生气。因为医生并没有要求患者"脱光衣服"，只是要求患者"将上衣和文胸脱下"。这是两个含义根本不同的概念，怎么能够混淆呢？这样的新闻报道，究竟是在维护医患双方的权利呢，还是在制造医患之间的对立？

从这些案件可以看出，医患关系出现紧张状况，舆论环境不理想，是一个十分重要的因素。媒体作为连接公众和组织的重要媒介，在社会活动中起到了举足轻重的作用。公众往往通过媒体来获得相关信息，同时组织和公众也通过媒体来发布信息。媒体发布新闻讲求新颖性、时效性，那么在某种程度上就会有“炒作”的嫌疑。为了提高新闻的受关注度，为了扩大自身影响，一些媒体不惜将一些小的纷争添油加醋，将医生妖魔化，将纠纷扩大化，引起社会上强烈的反响，使原本就紧张的医患关系更加恶化。人们不再以崇敬的眼光看待医者，甚至在就医时还会怀揣录音机、摄像机，以便留做证据。同时，一些媒体关于医患关系的不实报道，夸大了事实，激化了矛盾，严重损害了医疗机构及医务人员的形象，挫伤了医务人员救死扶伤的积极性。媒体的不正确引导，导致公众对医院信誉的质疑、患方对医方的不满和不信任。如果患者不相信医生，就很难配合检查和治疗，医生则人人自危，医患之间关系紧张，对医患双方都不利，最终受害的还是患者。

二、媒体的“不作为”

由于医患关系的特殊性，一直以来都是人们关注的热点。媒体作为社会舆论的代言人，对医患关系的形成和发展起着举足轻重的作用。比如，在抗击非典的过程中，通过媒体大量关于“非典”的报道和评论，尤其是对奋战在“抗非”第一线的医护人员的工作动态的客观报道，医护人员的献身精神得到了全国人民的尊重，拉近了医护与广大人民群众之间的距离，让人们对医护工作及医护人员有了更深层次的理解，医患关系朝着良好的势头发展。

近年来，正面反映医务人员高尚情操的影视作品、新闻报道越来越少，按照卫生业内管理人士的话说，“卫生改革，既无理论又无舆论”，媒体对医院、医生正面宣传不力。病有所医，如何为人民提供一个安全、高效、方便和廉价的医疗服务，让党和政府放心、让人民群众满意，本是人民群众和患者所期盼以及媒体应该关注的。但是，媒体对医院的综合服务能力、专科特色、对特殊疑难危重患者的救治全过程报道，以及在医德医风建设中的感人事迹宣传太少。如 2008 年，某医院为家境贫困并患有复杂性先天性心脏病的 14 岁少年成功地实行了手术，并与徐州电视台合作，对手术过程进行了全球网上直播。这样的报道和宣传，本应成为媒体关注的热点，但是遗憾的是媒体并没有发挥过多这样的导向作用。

电视新闻媒体，本应该向公众积极宣传，让大众了解医学的复杂性和风险性，举办一些健康专题栏目，打造医患沟通的交流平台，使医患之间通过媒体举办的交流平台加深相互了解、理解和信任。这样，一旦发生医患纠纷，医患双方都会相对理性地解决问题，遵守相关法律、法规，依法处理，而不是采取非常手段，加剧冲突和矛盾。但近些年发生的多起轰动全国的医疗事件，件件触目惊心，大多丑化了医疗行业的形象。媒体在挖掘正面的医者形象、向社会展示广大医务人员崇高的职业道德和良好的精神风貌、医学科学探索和突破方面、医患关系的融洽方面，以及医学科学对人类健康和社会发展的贡献方面，所做出的努力还远远不够。

随着医患关系日趋紧张，媒体往往出现“一边倒”的倾向，一味指责医院和医生。理性的媒体应该看到我国600万医务工作者，承担着维护13亿人口健康的重大职责，他们做出的贡献是不可磨灭的。

邓练贤、叶欣、范信德，这些曾经是全国耳熟能详的名字，日后恐怕记得的人不多了。他们是用自己的生命，还原了职业光环下面医生所面临的高风险和高压力。非典时期，医务人员的无私奉献，在“没有硝烟的战场上”冲锋陷阵，展示了医务人员崇高的人格魅力。2006年7月，中央新闻单位浓墨重彩地报道了人民的好军医华益慰，让公众见识了一位“值得托付生命”的好医生的崇高精神风范，产生了重大影响。然而，这样有力弘扬医疗界先进典型的正面报道，从全国范围看仍偏少。

公众依靠媒体、信赖媒体，媒体也自然应当担当起其应有的责任，本着对公众负责、对组织负责、对社会负责的原则，为社会和谐、医患和谐，贡献自己的力量。媒体应当客观、真实地报道医患纠纷，不失偏颇地给公众呈现事实真相，维护患者和公众的知情权，从而推动卫生部门的医德医风建设，增强公众维护健康权利的意识。在医患关系冰冻的今天，媒体应当多报道医务人员的奉献精神，弘扬先进典型，从更高的层次、更全面的角度报道和宣传，让社会看到医疗界的“阳光面”，这对缓解紧张的医患关系具有不可替代的作用。

医方原因

一、医疗技术的局限性

医疗技术的局限性是医患关系紧张的重要原因之一。医学是一门具有或然性或者不确定性的科学，需要不断的探索、试验。医学活动的这种不确定性、试验性，主要来自以下四个方面的原因：即新的医学技术和药品等需要不断的试验；新疾病的出现和致病菌变异带来不确定性；个体差异带来不确定性；医疗行为本身具有一定的侵袭性，既包括检查诊断行为给患者带来的侵袭，也包括药物给患者带来的侵袭。医疗活动的不确定性及医疗行为的侵袭性，决定了它是一项风险性极高的活动，医学发展存在一定的局限性，有时医务人员已经尽到了应尽的义务，穷尽了一切技术手段，但由于一些不确定因素的存在，仍有危险发生的可能，即使水平再高的医生也难以包治百病，人才和设备再优越的医院也不是保险箱。[18]

在诊疗护理过程中，患者会产生并发症，这是现代医学科学技术能够预见，但却不能避免和防范的不良后果。患者体质的差异，会令医治结果有所不同，而特殊体质，则使医疗后果难以预测。有些药物的有效剂量同致死量，仅有一步之遥，而个体差异，就有可能使这一步之遥都不存在，甚至绝大多数人都不过敏的药物，就可能造成特殊体质者过敏死亡。另外，有些隐匿疾病连患者本人都不知道，如果常规检查中不能被查出的话，医疗处置就可能触犯禁忌，也就是说，患者原有疾病和隐匿疾病也使医疗充满风险。这种医疗意外，也不是医务人员本身和现代医学科学技术所能预见和避免的。[19]

医学是一种“高技术、高风险、高负担”的技术工作，医生运用自己的医学知识和医学技术对患者施治，患者则主动配合这种治疗，并要求医生说明这样做的目的和意义。医患双方都是在有意识地进行互动，医生直接或通过各种仪器在患者身上进行操作，患者则通过接受操作而达到治疗疾病的目的。现代医学突飞猛进的发展，分子医学、基因医学、克隆技术等接踵而来，很多新的、未知的疾病也不断出现，同时医疗领域中充满着未知数和变数，加上医务人员自身也存在局限性，不同的医生水平也不尽相同，国内外一致承认医疗确诊率仅为70％，各种急症抢救的成功率也只在70％～80％之间。医疗对象是千差万别的复杂体，有社会属性，也有自然属性，就是一些常见病、多发病，在有些人身上也出现向复杂性转变的可能，这就是医学的无奈。但患者对此往往不理解，将其片面归因到医疗差错或事故，进而引发医疗纠纷。

疾病的复杂性与医学技术的发展是不同步的。医学作为一门科学，它相对于疾病的产生来说具有滞后性。从理论上说，医学本身的复杂性和局限性，使得医生不可能治愈所有的疾病。即使是最有效的医学技术，转化为现实的疾病治疗效果也需要有一个过程。况且医学也并不像人们吹捧的那么神话，医学活动充满了太多不确定因素，同时还存在相当一部分疾病原因不明、诊断困难，这都是医学的无奈和悲哀。任何医院和医生，都不可能达到包治百病的，而患者往往对一些前沿医疗新技术的期望值过高，对其复杂性和风险性估计不足，在临床诊疗过程中常导致心理落差，易使医患矛盾激化。

二、医院趋利性经营行为

1985年，卫生改革启动，在“给政策不给钱”的思路下，政府对医院的投入逐年减少，政府投入占医院收入的比重，也由上世纪七八十年代的30%以上，下降到2000年的7.7%，2003年抗非典也仅占8.4%，90%以上都是靠医院自给自足。这样就使得医疗机构必须采取市场化的运作模式，医院的指导方针和建设发展，逐渐偏离了原来的为人民群众健康服务的社会公益属性和方向。在事关全体人民生命和健康的医疗卫生领域，市场的逐利性又必然使其忽视了其服务于保护公众基本健康权利目标的重要性。我们都知道，一个医院的运行需要大量资金，包括基础建设、必要的设备添置和人才的引进等，医院的投入十分巨大。当然，政府确实给了医院政策，例如，医院药品可以加价，通过医疗服务的收入以弥补政府投入的不足，但这样同时也助长了医院对经济效益不断的追求。换句话说，在政府的改革思路指引下，作为医院不可能不进行经济效益的追求，否则将无法正常运作。

目前，政府对医疗机构财政补偿存在的不合理、不完善的地方，主要表现为：

一是政府对公立医院多采取按床位或职工人数拨款，并且政府拨款与医院财务混在一起，这就导致以下两种弊端：第一，按“人头费”为标准的拨款方式，对医务人员缺乏激励，这无疑是医院工作效率低下、服务态度差的一个原因；第二，医院把本身是福利性质的政府拨款，当成盈利性的资金，往往把这部分资金用于扩张规模或者增加新设备，以诱导需求而不是满足一般的卫生服务需求。这样，政府投入的资金，往往是用来创造需求而不是满足需求，一方面降低了效率，同时也丧失了公平。

二是长期以来，政府把医院药品加价作为国家的医院经济补偿政策。目前，全国有多家药品生产企业，多家药品批发企业，还有万家药品零售企业。这些企业的成本，都不是政府支付的，都需要通过“经营、收费、加价”来维持，所以药品价格不可能不节节攀高。再者，医院目前实行的是药品加成政策，即医院可以在药厂提供的进货价上加成。进价越高，加成越多。医院为了获得更多的利润，当然不会去进低价药。整个链条都需要高价药，那么到老百姓那里，价格就不可能低下来。

2009年，中共中央、国务院《关于深化医药卫生体制改革的意见》中指出：政府应该负责公立医院基本建设和大型设备购置、重点学科发展、符合国家规定的离退休人员费用和政策性亏损补偿等。但实际上随着人员工资等医疗成本的增加，医疗机构支出逐年增加，财政补助相对比重越来越少。医疗机构想要发展，必然要靠赢利才能保证正常运行，这样难免会出现见利忘义等各种现象。于是，“滥检查”、“大处方”、“开贵药”、“收红包”等问题，难以避免。以南京市为例，2000年至2008年，医疗机构财政补助收入，仅占总收入的10%左右，且呈下降趋势。由于政府补偿不足，医院为弥补入不敷出的现状，就积极追求药品加成收入，导致药品比重加大。根据南京市医疗机构2008年收入支出的统计，医院总亏损约6182.96万元，而其中医疗收入亏损94304.62万元，药品收益45636.53万元，由此可见药品收入在总收入中的重要作用。[20]

在当今市场经济体制下，作为独立经济实体的院方对经济效益的追求，更多的成为导致医患关系紧张的主要因素。首先，相当多的医院为了自身的利益，鼓励员工创收，在下达科室承包任务时，强化经济目标，弱化质量目标。其次，医用器材和药品生产流通秩序的混乱，造成与医院服务相关的价格虚高；同时，由于一些企业虚报成本，造成了政府定价虚高，以至于患者承担更大的经济负担，造成了医患关系的紧张；而生产、销售等环节多，造成层层加价，同时一些不法药商通过各种手段，如医生回扣、提成等，使得各种回扣有了市场，不得不增加药品和医用器材的价格，而现行医院的药品收入加成机制，也诱导院方偏向于买卖贵重药品，[21]直接导致了患者“看病贵”。最后，部分医院单纯注重硬件改善，过度关注基础设施建设和添置大型医疗仪器设备，有的基层医院甚至不顾自身的能力和条件，为应付上级部门检查，盲目上一些大型设备，但因其技术水平所限，设备却闲置搁浅，造成资源浪费。

马克思说：“人们奋斗所争取的一切，都同他们的利益有关。”[22]他还说：“思想一旦离开利益，就一定会使自己出丑。”可见利益不仅是道德的基础，也是人们职业活动的原始动力。[23]为了达到快速谋求经济效益，某些医院将重心偏向了经济效益，导致了医方在利益驱动下的不当医疗，不负责任的重大医疗事件，乱收费及广为人知的红包现象等，失信于患者，失信于社会，使得医德医风不断削弱。医生在治疗过程中，轻道德而重利益，为医院的经济收入出力，将国家的有关规定和制度视而不见。比如本可以看普通门诊的，诱导患者看专家门诊；本不需要住院的，安排其住院；本可不做的检查，硬是引导其检查；本可用一种药物的，却多开几种药物。而这种利益天平的失衡，使得大部分医院公益性、福利性淡化，医院的“以人为本”的服务理念下滑，即使医疗设备越来越精，医疗技术越来越高，医患关系却越来越紧张。

三、医德医风的缺失

医德境界的高低是影响医患关系的重要因素之一。中华医院管理学会维权协会，对326所医疗机构的调查表明：当前80%的医疗纠纷不是由医疗技术引起，49.5%的纠纷是因为服务不到位所造成的。有调查显示，在整个医疗纠纷投诉案件中，有40%以上的原因，与医务人员的爱心、责任心、同情心和法律意识缺失有关。不少医院缺乏对医务人员的思想教育力度，对新时期医务人员应有的医德医风观念和患者至上的服务理念认识不足，导致一些医务人员缺乏关心、爱护、同情患者的基本素质，服务态度不好，服务不到位。比如在患者看病时，医务人员表现为言语冷淡、态度生硬、缺乏耐心，只注重病而忽视患者的心理需求；再如对患者缺乏感情，无视病者的痛苦，诊断时粗略、以应付性态度工作，让患者忐忑不安；还有些护理人员在护理过程中，只是简单的遵循医嘱，强迫患者进行不自愿的诊治，甚至责骂、呵斥患者及其家属。这样极易引起医患矛盾，形成医疗纠纷。

医务人员所从事的职业，具有特殊性、科学性强以及风险高的特点，自身责任大、压力大，收入又相对较低。由于受市场经济条件下社会大环境的影响，医务人员的价值取向发生偏差，导致心理失衡。由于客观上正常收入不能满足医生的物质需要，少数医生将“治病救人”抛在脑后，片面强调个人或局部利益，不择手段地谋取患者钱财，趁治病机会搞行业不正之风，收受“红包”、“回扣”，接受吃请，造成了不良影响，导致患方对医务人员的不信任。

治病、救人，原是一体的，但有些医生面对患者，只注重对患者躯体疾病的治疗，而忽视心理障碍的治疗，很少与患者交流和沟通，无意中把患者物化了。尤其是一些大医院，由于先进医疗设备的使用，医生的医疗活动只强调依靠仪器设备而忽视患者本身，在医疗过程中缺少人文关怀，患者在诊疗过程中体验不到医务人员的仁爱与关怀。一位患者这样描述他的看病经历：

我肠胃有些不好，我一大早就来看病了，挂了号都等了将近半个多小时，好不容易轮到我进去了，我还没把病情说完，医生就给我开了几个单子，又是化验血，又是化验什么的，我问检查什么，他说检查完回来再说。我问医生做这些检查有什么用处，他没有解释，只说让我赶快去，后面还有人等着看病呢。我这还没看病就先花了将近一百块钱。等我化验完回来，又等了半个多小时才轮上，他看看单子说没什么大问题，问我什么症状，中间不停有病人过来询问他问题，我觉得他根本就没听明白我说的什么，之后就给我开药。刷刷刷写了三页，让我去取药就行了。他连我什么病都没整明白呢，先是让我去检查，回来就开药，这医生怎么这么不负责任啊。[24]

在医院里像这样的案例只是冰山一角。实际上远不止于此，个别医务人员工作马虎、作风粗浮、责任心不强等，造成就诊患者严重不满；还有些医务人员缺乏自身修养，对待患者冷漠，缺乏同情心，对患者提出的疑问不能及时做出科学、合理的解释。甚至个别医务人员不能做到随诊随在，有时还存在患者到处找医生的现象。

2007年年初，上海发生了一起新生儿死亡事件。不孕症患者丁某，意外怀孕后，入住医院待产，不料分娩当日，医院以周末为由拒绝施行剖宫产手术，导致男婴出生仅一日就死亡。

这是一起典型的医院冷漠患者的案例。院方辩解说：产妇没有明显的需要进行剖宫产的症状。但是一位高龄产妇在不孕症治疗之后意外怀孕，难道不值得院方加以重视么？虽然从医学角度上来讲，似乎医院的责任很小，可是从人道主义角度来看，难道一个小生命的降临还不及一个周末宝贵么？这样对待患者的态度势必会引起公众的反感。尽管此事未必会对医院进行法律制裁，但是一定会在公众心中受到更加严酷的信任感和责任感的考量。

在医患关系中，医生始终占主导地位。大多数医务人员都能做到在医疗过程中，满腔热忱地为患者服务，忠于职守，时刻把患者的利益放在首位；刻苦钻研医学技术，不断提高自己的医疗水平。而个别医务人员服务态度不够端正，医德医风滑坡，对工作缺乏负责精神，对患者缺少同情和爱心。这些医务人员在诊断时随意性很大，往往只进行简要的病史询问，就作出诊断和处理，不重视详尽病史的收集和物理检查，非常容易导致误诊和漏诊，为患者带来不必要或是更大的痛苦。医生职业道德缺失是许多医院常见的问题，是医院管理方面存在缺陷的体现和例证，也是触发医疗纠纷、导致医患关系紧张的主要原因之一。

四、医患沟通和交流不畅

医患沟通是医务人员为了促进、维护患者健康，提高患者生活质量，在医疗服务全过程中，与患者及其家属不断交换信息，达成共识，制定并实施适合患者个体需要的医疗护理方案的重要渠道。医患沟通在现今提倡人文主义的医疗环境下，对于诊治疾病的效果以及避免医患纠纷的产生，显得尤为重要。良好的医患沟通，是实现以患者为中心，减轻患者身心痛苦，创造最佳身心状态的需要，是促进医患间理解与支持，提高治疗效果的需要。然而，或许因为接诊压力大，没有时间沟通；或许因为不会沟通，缺乏沟通技巧，不少的医护人员在诊疗过程中，很少与患者沟通，有的甚至态度冷漠、语言生硬、操作简单急躁，让患者产生距离感、疏远感和疑虑感，心理诉求、精神需求受到压抑，得不到满足。[25]

有调查显示，仅14%的患者认为医生还能算“待病人如亲人”，其他的大多数患者都认为医生没有真切的关心他们的疾苦，“多问几句便不给好脸色看”，约占调查人数的83%。[26]第三次国家卫生服务调查显示：问“医护人员是否告诉您相关疾病的保健知识?”，74.68%的就诊者回答告诉了相关疾病的知识(城市为77.22%，农村为26.09%)，25.32%的就诊者回答未告知相关疾病知识(城市为22.78%，农村为26.09%)；问“您认为医疗保健服务人员对您解释的清晰程度如何?”，5.50%的就诊者回答“很差”或者“差”，34.65%认为“一般”(城市为32.88%，农村为35.19%)，59.85%的认为“很好”或者“好”(城市为61.91%，农村为59.22%)。

由此可见，医患双方的交流和沟通存在问题，主要表现在：一是说得较少。部分医生不愿意回答患者提出的问题，对患者的咨询，要么是不予理睬，要么是只言片语，解释、回答不到位。二是听得较少。一些医生不愿认真倾听患者的讲述，有时甚至刻意打断患者的诉说。世界卫生组织一位顾问曾做过一项调查，当患者诉说症状时，平均19秒就被医生打断诉述。[27]三是沟通效率低。现在的很多医患沟通，不能做到及时、有效，有的只不过是走过场、图形式，加上沟通形式单一，很难提升沟通效率，沟通效果难以保证。

我国医学教育的课程中，很少开设有关医患沟通方面的课程，专业课教师自身也缺乏这方面的知识，所以在教授医学专业知识的同时，忽视了如何与患者沟通的教育，我国的医学生、临床医生，在行医过程中往往普遍缺乏与人沟通的技巧和本领。实践证明：一个医生即使拥有丰富的医学知识和技术，如果缺乏沟通技巧，医患关系也可能出现问题，沟通不好就会影响治疗效果，从而引发纠纷。

2006年广州的春交会上，位于广州市某一医院的特诊门诊大厅里，也迎来了很多外宾和参展客商。然而有两个情绪很激动的青年夫妇于先生和黄女士，拿着一张B超检查报告单，找到了门诊王护士长："××医院在广州这么出名，我们就是冲着你们的实力来的。但是一个无痛人流这样的小手术都做不好，让我妻子遭了一个星期的罪，你快给我退钱，赔偿我的损失！"王护士长接过他们手中的B超检查单，上面写着："怀疑子宫内有流产后的残留组织物，要重做。"凭在医院工作十几年的经验，王护士长知道这是负压吸取式流产的不可避免的常见并发症之一，试图安抚他们。然而，他们的情绪显得异常激动。

原来是患者黄女士在10天前作了无痛人流手术后，一直出血不止，回到医院随诊时，找到了当时执行手术的霍医生，说明了出血的情况和B超的结果。然而，霍医生却没有给他们做详细的解释，却推辞说："说我做的不干净？要重做，那找别的医生去吧！"原来患者就有些不满情绪，经过医生这么一讲，怨气就爆发出来了，于是就有了开头激动退费的一幕。[28]

这是一起失败的医患沟通引起的投诉，医院有逃不脱的责任。医疗的技术壁垒造成了医患双方的信息不对称，而且经历着病痛的患者来医院，更把希望寄托给医生，所以造成了医患双方关系的不对等，在中国尤其如此。医生处于心理上的强势，患者处于心理上的弱势。医学实践的“纯科学化”，使患者方面的主观体验常常被当成不可靠的“软性数据”，而从根本上遭到轻视，而实验室检查、X线之类的“硬性的”、客观量化指标则受到偏爱。这种“见物不见人，治病不治心”的医疗服务过分强调技术化，患者的心理需求和情感需求遭到漠视，医患之间缺乏交流。医生不愿意抽出时间接待患者和家属，不能详细地告之患者检查、治疗方案及其目的、意义和可能的医疗风险，对患者的疑问，不是给予耐心的解答，而是简单敷衍。患者被动接受治疗，一旦发生风险、并发症，即使是目前医学所不可避免的并发症，患方也常常不能理解，而与院方无休止地争论。有调查显示，只有5%的患者在医院碰到问题后会选择投诉。不投诉，不代表患者满意，但投诉，就说明医院方面出现比较严重的问题。而很大一部分都是沟通方面的问题。在上述案例中，一次失败的医患沟通而导致了患者的投诉。

俗话说：“好言一句三冬暖，话不投机六月寒。”患者好不容易见到医生后，医生的每一句话对患者来说都非常重要。柔和、充满爱的话语，让患者感到温暖，也是高尚医德的体现。而冷漠甚至尖锐的话语则让患者伤心、上火。作为患者，心情本来就很浮躁，如果医务人员的语言表达不到位，行为不妥贴，可能引起患者的不满。但一些大医院的医生还是习惯于当老大的感觉，习惯对患者呼来喝去。试问：当对患者冷语相向的时候，医务人员的责任心和爱心又在哪里？

一位从国外回来的朋友，感慨地说：她发现在国内看病，医生和患者很少交流。有一次，她去一家著名的医院看门诊，在10分钟里，对面的医生几乎没有正眼看过她一回，对于她的疑问也是“惜话如金”。也许医生对她的“小病”早已“见多识广”，治疗上也是“胸有成竹”。但不管怎么说，医生目光和语言交流的缺位，总让她觉得自己没有被足够地重视。拿着处方离开诊室，心里装的全是不踏实，药吃还是不吃，直犯嘀咕。

医患沟通，是指医患双方在医疗活动中，围绕患者的健康问题进行的不断深化的信息交流。所交流的信息，既有同疾病诊治直接有关的内容，又有医患双方的思想、情感、愿望和要求等方面的表达，其方式有言语沟通和非言语沟通。它是一系列的患者感受—表露—医生的感知—感受—表露—患者的感知—患者的感受—患者的表露—医生的感知的心理过程和交往过程，是医患之间各种联系和一切诊疗活动的基础。医患沟通是医疗活动中重要的一环。如果说药物治疗等临床手段是患者康复的骨架，而良好的沟通便是骨架中的混凝土。患者到医院就医，一是对医生技术、人格的确认；二是对自己支付的合理性进行确认，确认的方式就是交谈。因此，医患之间的交谈，绝不仅仅是病史的采集。患者从中取得两个确认，医生从中获得患者的信任，同时也是治疗活动的开始。然而，在如今的医疗活动中，漠视医患沟通的现象相当普遍。首先，医者只重视机器的检测与观察、描述，忽视体验层面的叙述。其次，医者对症状的理解指向生物化、平面化、片面化，而漠视疼痛背后丰富、立体的心理及社会内涵。没有诉说，没有“故事”，没有鲜活的诊断素材。再次，医患之间信息严重隔离，交流不畅。一方面是患者叙述不充分，另一方面是医生叙述不充分，没有意识到叙述与对话在医疗人际交往中的价值。[29]

古希腊哲人曾说，医家有三宝：针刀、药石和语言。[30]美国塔夫特大学医学院也在新医师誓言中指出：“我将牢记对患者的热情、同情及理解，有时比外科及内科用药的作用更大”。在非技术沟通方面，医患双方是平等的，谁也不占主导地位。对很多就医者来讲，对医院及医务人员是否满意，主要是从服务态度、医疗作风等方面进行评价的，甚至出现虽发生医疗差错，但患者仍感激医方的情况。正是因为患方缺乏必要的医学知识，常常无法理解和监督医疗技术运用是否合理，而在社会、心理、伦理交往过程中，理解和监督障碍就要小得多，所以非技术质量往往更能引起患者及社会各界的关注。[31]但是，由于长期受生物医学模式影响，非技术沟通没有引起医院及医务人员的足够重视，绝大部分医疗纠纷不是医疗事故引起的，而是医患在沟通上的错位造成的。上海市某医院 2008 年发生医疗纠纷 135 次，无一例属医疗事故。在这些医疗纠纷中，医患关于治疗上的误解有 60 次之多，占医疗纠纷总数的 44.44%。据文献对湖北十堰地区 1996 至 1999 年发生的 428 例医疗纠纷发生原因进行分析，属正常医疗程序解释不到位引发的纠纷占 23.9%，因家属不理解引发的纠纷占 41.2%，两者合计超过半数以上。另据天津某医院统计，医疗纠纷中因语言不当所致者占 95%左右。以上统计资料表明，医患沟通不良是造成医患关系紧张、医疗纠纷高居不下的重要原因。

所以，人们常说，医生与患者有效的沟通与互动，是战胜疾病关键的第一步。良好的沟通技巧,可增强患者对医生的信任和依赖性,即使医疗过程或结果不是很理想,患者也容易理解。反之,就医过程中医生与患者没有进行充分和准确的沟通,双方信息的不对称,极易引发医患矛盾。从目前纠纷的情况看,为数众多的纠纷是由于双方沟通出现了问题。

患方原因

一、患者对医方不信任

在个体交往层面上,患者对医生存在信任难的严重问题,日常诊疗实践中缺乏基本的信任,再加上部分媒体的推波助澜,把医患关系定位为简单的消费关系,片面地指责医院,加重了患者对医院和医生的不信任。在伤害医务人员工作热情的同时也愈发加剧双方关系的淡化,乃至恶化。

一位医生感慨:某患者看病时,居然带着录音笔、摄像机,将医生的一言一行都录了下来,以便随时"对簿公堂"。他说,患者把医生当成了潜在的起诉对象,做医生真的太难了。

搜狐 2002 年 8 月 19 日在网上进行题为"您还信任医生吗?"的调查。6358 人参与了此项调查。结果显示,选择"信任,相信大部分医生是尽职的"占 46.98%,选择"看病经验让我们不敢信任他们了"的占 53.02%。医患间信任度的失衡,使医患之间不能再维持良性互动。

另外,在中国青年报社 2007 年的一项社会调查中,涉及个人就医问题时,有超过半数的患者表示,在就医时对医生半信半疑;另外有的患者认为"不相信,但有病没办法"。此外,这项针对患者和医生分别调查的结果还显示,96%的医生感觉到患者不太信任自己。其实,不需要严格的调查与统计分析,仅从日常生活中我们便可以发现甚至亲身感受到,很多患者与医护人员产生了严重的隔阂、矛盾,对医疗行业总体信任度严重下降。例子不一而足。看病一定要千方百计的找熟人、托关系,才能"放心";住院、手术前主动给医护人员送礼、塞红包,请吃、请喝,联络感情;不论大病小病,但凡有条件一定要去省市级大医院,只找专家主任医生求诊,级别越高越好;一份检查结果找多人分析，求得多名专家分析病情后，仍将信将疑；开得处方后，怕是大处方而不去拿药，怕医院药房价高而去药店求购；拿到收费单后仔细检查验算，怀疑医院多收费、乱收费；经常对诊断结果及医生本身提出质疑，“真的有这么严重吗?”，“这药副作用大吗？换便宜的药行吗?”，“这个医生经验不多吧?”，等等。造成患者对医生、医院不信任的原因，一方面是由于部分患者对一些属于正常诊疗措施、手段不理解，把这些正当的检查误认为是“滥开处方”或“过度检查”，即医患之间的认识差距，另一方面则是来自医疗正义的缺失和体制造成的诚信困境。

从医学发展的历史看，医患关系是一种道德关系、信任关系。医生视治病救人为自己的天职，患者视医生为自己生命和健康的保护人。患者求医时，理应对医院、医生及所有医务人员充满信任，把自己的健康和生命交托给医务人员和医院。同时，为了有利于治疗，患者需把自己的一些隐私告诉医务人员。然而，据北京市卫生局的一份数据显示，患者拿着一本病历单，跑多家医院的，占目前专家门诊接诊量的30%以上。[32]“看病得有自己的‘主心骨’，不能全听医生的!”这是不少患者抱有的想法。也正因患者缺乏对医生必要的信任，才发生了2007年底发生在北京某医院的“拒签”致人死亡的惨剧。

2007年11月21日，孕妇李某，因难产及其他并发症，被丈夫肖某送进北京一家医院救治。面对生命垂危的孕妇，肖某拒绝在医院下达的剖宫产手术单上签字，对此医生与护士束手无策，孕妇终因抢救不及时死亡。[33]

造成这场悲剧的根源，在于患者家属与医疗机构之间极度的不信任——医院对患者家属充满戒备心理，而家属更是不信任医院的警告，这种“不信任”，不单单针对医学技术而言，其中包含的更沉重的意味，是作为一个底层公民，肖某对医院的诚实、良心和道德，已缺乏基本的信任。患医之间诚信的流失或缺失，导致了患医关系的恶化。

患者对医生的不信任，包括对医生医术的不信任和医德人品的不信任。怀疑医生的诊断和治疗措施，因而对治疗缺乏信心，拒绝治疗；凭主观判断和道听途说，不遵从医嘱，从而影响治疗效果；不向医生说实话，隐瞒病情或发病原因，致使医生得不到真实信息，影响治疗效果；或者无理由地拒绝某位医生，而挑选另一位医生治疗；或者认为需要送“红包”，医生才肯尽心尽力地看病。如果医生在诊疗过程中，稍有达不到患者的预期效果，或者医生收下了患者的“红包”，这更加使得患者对医生的医术和道德产生不信任感。而反过来，有些患者不是来“看病”而是来“找茬”，患者希望在医生的诊疗行为中找出差错，应用医疗诉讼、举证责任倒置，索取医疗费、精神损失费、误工费等等。这些情况很容易使医务人员产生反感，严重挫伤了医务人员的积极性，从而影响医患关系。

二、期望值过高

随着社会的进步，物质文明水平的不断提高，人们对享有的医疗保健水平不断有更高的要求，大部分患者对疾病治疗的预期也随之提高，都渴望医到病除。诚然，这是患者求医的根本目的，也是医务人员毕生追求的职业目标。但是，由于医疗服务对象千差万别，既有社会属性，也有自然属性，即使是一些常见病、多发病在不同的人身上，也会出现向复杂方面转变的可能，这是医学的无奈。有些病，医生也是无力回天的，完美的治疗记录几乎找不到。

比如高风险的先天性心脏病手术，在级别高、技术最先进的医院，也避免不了手术死亡率。从目前的学术资料上看到，先天性心脏病手术死亡率，较好的水平控制在2%～5%，最好的也只能控制在3%以下。

在医学界，这种情况也许是正常的。但这哪怕是低于3%的概率，发生在任何一个家庭身上，那都是100%的悲剧。医疗行业是一项高风险的行业，这种风险，即使是在医学比较发达的西方国家，也有相当一部分疾病诊断不清，治愈无望。一位西方医学家说：“医学是一种可能性的科学。”医生只能告诉患者成功的概率，而不能保证绝对成功。而患者治疗疾病心切，对医疗诊疗工作和医学知识缺乏了解，错误地认为只要进了医院，就是进了保险箱，医院有义务、更应该有能力医治好自己的疾病。甚至有人认为我花了钱，就要达到期望的目的，医生就得治好。当其主观希望在客观上难以实现时，就容易发生过激行为，往往使医院的权益受到伤害，医院的正常医疗秩序无法维护，医生的安全无法保证，对医生的心理构成相当大的压力，最终导致医患关系紧张。

另外，患者对医疗服务质量期望值也过高。首先，由于工作生活节奏加快，以及实施医疗保险制度后费用与个人挂钩等因素，不可避免的使患者对“早诊断，早治疗，早出院”的追求变得更为迫切。其次，患者对最佳的检测手段、最恰当的治疗方法、最好的治疗效果的追求日益增强。如检查治疗尽量无痛、无创，手术必须安全可靠，所用药品必须有效而无明显不良反应等。最后，患者往往对前沿医疗新技术的期望值普遍过高，对其复杂性和风险性估计不足，在临床诊疗过程中，常导致心理落差。当患者所期望的效果没有达到时，就在医务人员身上找原因或在服务上找借口。

据《武汉晨报》报道，李某，26岁，2004年被确诊为霍奇金淋巴瘤晚期，经化疗无效后，于2005年至武汉某医院进行自体干细胞移植，这也是高风险手术。术后出现感染、出血症状，经抢救无效死于败血症，李某家属遂雇凶大肆打砸医院，造成医院一名员工重伤和数万元经济损失。

设想，如果这则案例发生在80年代或更早，当时的医疗技术尚无力解决和治疗此种疾病，患者及家属只能在无奈中接受最终的死亡结果，并不会引起医患之间的纠纷。而随着当代医学科学技术的迅速发展，一些先进的医疗技术日益广泛地运用于应对各种肿瘤和恶性病，且取得了显著的疗效，使疾病治疗的可行性大为提高，相应地也给患者及家属带来了莫大的希望。然而，由于这些前沿的医疗高新技术，目前仍处于研发阶段，有待临床实践的反复探索和验证，本身也存在很大的风险，术后并发症也难以防范，可控性难以把握。但作为患者及其家属，就以李某来说，尽管已被确诊为霍奇金淋巴瘤晚期，自体干细胞移植技术却让他们看到了希望，他们在理智和情感上都相信或愿意相信，手术会给李某带来生存的机会，对手术的结果抱以很高的期望。而当美好的愿望与残酷的现实形成绝然反差时，李某的家属在心理上就会难以接受这一现实，人财两空的结局、失去亲人的悲痛、对医疗技术的失望，全都转化为对医务人员和院方的强烈不满，在对医方的极度敌对情绪中采取过激行为，由此引发激烈的争执和冲突。

事实证明，现代医学水平在现在，甚至将来很长时期内还达不到治愈任何疾病的程度。而在现实生活中，人们习惯了等价交换，甚至期望得到更高的回报。而在医疗消费中，如果把就医看作一种消费的话，那么往往是付出后而不能获得等值的回报。对此，很多患者及其家属不能理解和接受，一旦出现了医疗意外或不尽人意，就容易引发医患争端，究其根本就是医患双方在认识上的某些差距,即医患之间的信息不对称。患方对医学的风险性了解不够,对医疗工作的特殊性、复杂性,缺乏一定的认知,对医护人员需求无限扩大,从而产生了对医疗效果的期望值过高的心理。再加上医疗服务专业性强,患者往往缺乏相关的服务信息,在其要求得不到解决时,就会对医方产生一种敌对情绪。这些都成为影响医患关系的“助燃剂”。

三、自我维权把握失度

度,是标志事物质和量统一的哲学范畴,是事物保持其质的量的界限、幅度和范围。任何事物或行为如果在度的范围内变化,仍保持其本质属性,如果超过其度的界限,那么事物或行为活动就将改变其性质。就目前患者的维权意识来说,正当的维权是对权利的自我维护,并应受到法律的保护,同时也是对现代医疗服务的一种挑战,促进医务人员改进医疗服务理念和提升他们的业务水平。但若维权过度,超过一定度的界限,就将会变成侵权,侵害医务人员的权利,扰乱医疗机构的正常秩序,最终将会触犯法律,并将受到法律的制裁。[34]

据中国社会调查所连续四年在北京、上海、天津、重庆、武汉、广州等地,对近6000名居民的调查表明,中国消费者的维权意识正在增强。在就医过程参与意识、法律意识、平等意识日益增高,渴望充分行使选择权、知情权和保密权等。在遇到权益受损时,有94%的消费者表示会主动采取各种行动,以维护自己的合法权益。“顾客是上帝”这句商业活动中的口号,被有些患者简单地套用过来,认为医疗活动中也应“患者是上帝”。如医院或医务人员忽略或处理稍有不妥时,患者便认为自身权益受到损害,自然引发纠纷。现在,患者及家属维权过度现象时有发生。一些患者及家属认为到医院花钱就医,医院就有义务治疗好疾病。如果未能如愿,就殴打医护人员,或在医院肆意闹事、扰乱正常的就医秩序,对医院提出巨额经济赔偿的无理要求等。他们面对如何维护自己的权利时,存在着两面性。一方面声称他们是弱势群体,期望社会与法律给予同情,要求维护他们的正当权利;另一方面他们又无视医护人员的权益,做出伤害医务人员或触犯法律的行为,把他们的义务搁置一边。

近年来,患者法律意识普遍增强,自我保护意识、维权意识、健康意识和参与意识都在增强,患者的满意度标准也在显著提高,并对人文性医疗服务提出新的要求,要求服务的高效性和公平性等。这些都是非常喜人的变化,说明我国公民法律意识、维权意识和公平意识普遍提高，为建设法制社会创造了良好的氛围。但是，公民法律意识、公平理念，还没有达到必要的高度，其表现就是一些患者只强调自己的“维权”，而不注重“自律”，不注重自己义务的履行和对他人利益的保护，而一味地强调知情同意权、隐私权、择医权……，却不配合医院合理的诊疗方案。当治疗效果受到影响时，就不择手段来捍卫自己的利益。

中新社北京2007年4月18日电：2006年中国内地发生9831起严重扰乱医疗秩序事件，打伤医务人员5519人，造成医院财产损失超过二亿多元人民币。

据卫生部统计，2006年，全国各医院出现的医疗欠费，总计达100多个亿。大量的医疗欠费会影响到医院的正常运行。目前，欠款的重灾区是医保患者自费部分，还有就是家庭贫困患者。

无理纠缠医院、殴打辱骂医务人员、“医闹”现象、“漏费”、“欠费”的出现是患者过度维权最好的例证。患者对自身的权利与利益过度的扩张形成了一种应由患者承担的责任——道德滑坡。某些患者利用医方不可避免的失误提出高额的经济赔偿，或者对医方的正常工作进行非法的干扰，或者进行完全失去理智的报复。这些行为背后几乎都隐藏着某种经济利益的图谋。通过不正当的手段以达到不正当利益的实现，患者的道德品质在自身利益的片面理解与过度强化的过程中日益滑坡。患者的道德滑坡主要表现为：一是利用医学技术的局限性、疾病的不可治愈性来获取不正当补偿。二是利用医方不可避免的失误来强求不合理赔偿等方面。患者在维护自身权利，特别是健康权和生存权时，忽视了医学技术的局限性和疾病的复杂性，片面强调个人自身的生存合理性和经济利益，没有能够做到尊重医务人员和考虑医务人员权益，在自我维权上的把握是失度的。

注释：

[1] 葛延风，贡森等. 中国医改：问题、根源、出路[M]. 中国发展出版社，2007. 7-11.

[2] 宁伯晓. 对我国当前医患关系的思考[D]. 华中师范大学，2008，5.

[3] 宋常青等. “两会”焦点代表委员把脉紧张医患关系[EB/OL]. http://news. xin-

huanet. com/focus/
[4] 林玉芳. 和谐医患关系构建研究[D]. 山东大学,2009,3.
[5] 张茅:医疗卫生资源总量不足等原因造成看病难[EB/OL]. http://www. gmw. cn,2010-12-24.
[6] 2011 中国卫生统计提要[EB/OL]. http://www. moh. gov. cn,2011-05-27.
[7] 《2011 年公立医院改革试点工作安排》解读三:体制机制障碍有待突破[EB/OL]. www. moh. gov. cn,2011-03-11.
[8] 西部新型农村合作医疗制度面临问题[EB/OL]. http://www. zgjrw. com,2006-12-08.
[9] 叶清. 我国医疗卫生资源严重不足急需加强[EB/OL]. http://www. cnwnews. com,2010-12-31.
[10] 张茅:医疗卫生资源总量不足等原因造成看病难[EB/OL]. http://www. gmw. cn,2010-12-24.
[11] 新华社:2010 年深化医药卫生体制改革进展情况综述[EB/OL]. http://www. moh. gov. cn,2011-02-15.
[12] 张忠汉. 处理医患关系的双刃剑[J]. 现代医院管理,2005,(9):25-27.
[13] 丁春辉. 医患关系现状及对策研究[D]. 山东大学,2006,11.
[14] 谢裕安. 我国医患诚信危机以及对策研究[D]. 中南大学,2008,10.
[15] 王蒂楠. 化解医患纠纷构建和谐医患关系之博弈研究[D]. 南方医科大学,2008,6.
[16] 王茜. 我国现阶段医患关系中利益冲突的社会学分析[D]. 华中师范大学,2007,12.
[17] 邹旋. 医疗改革过程中非营利性医院医患关系研究[D]. 复旦大学,2008,4:37.
[18] 杨平,陈大钢. 从医疗活动的特点谈医患法律关系[J]. 医学与哲学,2004,1(1):40.
[19] 林玉芳. 和谐医患关系构建研究[D]. 山东大学,2009,3.
[20] 柴丹,陈天明. 公立医院补偿机制改革的思考[J]. 江苏卫生事业管理,2011,(2):25-27.
[21] 桓煜. 社会工作视角下和谐医患关系构建[D]. 郑州大学,2010,6.
[22] 马克思,恩格斯. 马克思恩格斯选集[M]. 人民出版社,1995 年. 104.
[23] 冷明祥. 市场经济条件下医患矛盾的利益视角[J]. 中国医院管理,2007,24(2):58.
[24] 桓煜. 社会工作视角下和谐医患关系构建[D]. 郑州大学,2010,6.
[25] 林玉芳. 和谐医患关系构建研究[D]. 山东大学,2009,3.
[26] 陈勰. 病人眼中改善医患关系的可行性途径[J]. 中国医学伦理学,2005,18

(4):1.

[27] 贾秀萍.医疗质量营销手段初探[J].中国卫生经济,2005,24(1):70-71.

[28] 庄一强.医患关系思考与对策[M].中国协和医科大学出版社,2007.19-20.

[29] 夏榕.从哲学角度看现代医患关系的重建[D].西南大学,2008.

[30] 姜学林,赵世鸿.医患沟通艺术[M].第二军医大学出版社,2002.

[31] 何登极.医学伦理学[M].成都科技大学出版社,1994.

[32] 医患关系频频升级 专家聚集山东解医患死结[EB/OL].http://news.shangdu.com,2008-10-28.

[33] "拒签事件"事件反映出中国医患关系"硬着陆"[EB/OL]. http://news.qq.com, 2007-11-26.

[34] 孙冬.论和谐医患关系的制度基础[D].西南政法大学,2010,3.

怎样解决“问题”

——沟通、责任、选择和共建

既然导致医患纠纷的成因复杂，那就很有必要从多维度来提出解决问题的方法。建立起良好的医患关系，需要医患双方进行有效的沟通，避免不必要的误会；需要政府、院方承担起各自的责任，为医患关系的发展提供良好的大环境；需要患者提高自身的医学知识和法律知识，并具备一定的道德素质。在各方的齐心协力下，用真诚推倒医患之间那道无形的墙，重归医患关系的和谐。

沟通艺术

医患沟通是一门技能,也是一门艺术。为达到沟通的最佳效果,医患双方需要合力搭建平等、人道、互尊、互信、互谅的沟通平台。在此基础上,医方应尽心倾听、仔细观察和耐心介绍,针对不同的个体与病情,合理运用语言、心理、情感和环境等多种因素,实现沟通的规范化与个体化。医护人员(服务方)应从不平等的台阶上走下来,使双方能在同一平台上进行沟通和交流,以利促进医患之间的互动、尊重和理解。[1]医患沟通的目的,是使“共同目标”或“协作意愿”得以实现。具体表现为:了解、掌握患者的心理阶段和心理反应,尽量缩短患者情感震荡期、求索期和退缩期的心理反应过程,平稳地进入第三个阶段即平静期。医患沟通还可以正确、有效地向患者传递必要的医学知识,满足患者对疾病的认识和知情同意等医疗权利。

一、沟通的内容

一般而言,医患交流分两个层次来进行。一种是专业技术方面的,另一种是非专业技术方面的。

专业技术方面,针对就医者的个别需求,医患沟通内容应包括:向患者或家属介绍自己,介绍疾病诊断情况,主要治疗措施,重要检查的目的及结果,特殊检查的注意事项,病情及预后,某些治疗可能引起的严重后果,药物的不良反应,手术方式,手术并发症与意外以及防范措施,医疗药品费用情况;倾听患者的叙述,听取患者或家属的意见和建议,回答患者或家属想要了解的问题,增强患者和家属对疾病治疗的信心。医务人员还要加深对目前医学技术的局限性、风险性的了解,使患者和家属心中有数,从而争取他们的理解、支持和配合,保证临床医疗工作的顺利进行。沟通,不是一步就能到位的,要达到理想效果,需要多次、反复和充分的交流,才能达到预期效果。

非专业技术方面的交流,范围很广,内容丰富,与医患双方的个人修养、文化水平、道德观、人生价值观、社会责任感和法律意识等相关。对医务人员而言,应该了解患者就医时即有的心理和生理需求,否则就不易沟通。应该让患者畅所欲言,变交流为交心,使医生的医疗行为与患者的期望十分接近。如患者期望过高，要通过沟通使患者的期望值逐渐下降，以达到现实的程度。这样，可以清除治疗本身之外的障碍和非技术因素的负面影响。如医疗效果好，患者满意而归，万一治疗效果不理想，也容易取得患者的谅解。医患交流形式，主要是语言交流。一种情感的表达，如用词要恰当，使其能起到很好的效果，令对方愉快地接受。当患者对医疗行为不理解时，尤其要注意语言表达的方式，不少纠纷就是因为一句话引发的。另一种交流的方式是非语言表达，如动作的表达，像握手、点头、微笑、身体姿势的变化等，这在医患交流中也起很重要的作用。这种无声的动作，有时会起到“此处无声胜有声”的效果。

二、有效沟通的策略

世界医学教育联合会《福冈宣言》指出：“所有医生必须学会交流和处理人际关系的技能，缺少共鸣同情，应该看作与技术不够一样，是无能力的表现。良好的沟通技巧，有助于收集信息、诊断、治疗和患者教育。”什么是有效沟通的策略？以下列出几种更具操作性的沟通技巧。

(一) 估计患者已知信息

在提供信息之前，要看看患者对自己的病情已经知道了多少。很多时候，其他的医生已经和患者进行过沟通，提供过一些相关信息。因此，一开始问清楚患者关于自身的疾病到底理解了多少，或有什么误解。

(二) 判断患者想知道什么

首先，向患者说明疾病情况和治疗方案的风险和受益，然后问患者他还想了解哪方面信息。如果患者已经理解了已提供信息，那么他们会问更进一步的信息；如果患者提出的问题，反映出他对医生已提供的信息还很迷惑，那么医生最好再返回到基本的信息上。如果患者没有问题或者表现出明显的不安，这对于医生而言，就是一个很好的机会，即停止讨论，明确地询问患者到底想了解什么，并相应地加以调整。

(三) 换位思考

有时患者会反复追问“我的病情到底怎样？”或“这到底是怎么回事”时，医生不应该轻视或无视患者反复的询问。这样的问题实际上体现了患者面对疾病时的一种恐慌或痛苦的情绪。16 世纪，杰出的德国医生帕拉切尔·苏斯认为，要做一名医生，就必须能了解患者身体和能够深切体会患者病痛的感觉，只有具备了那样的感受，才能与患者的心灵真正相通。如果医生能够了解这一点，并能站到患者的角度加以理解，就会大大提高患者的满意度。

（四）放慢速度

医生在提供信息的时候，要有意识地放慢速度，以利于患者能够有时间充分理解这些新的信息。一项研究表明，患者在医生办公室待的时间相对越长，患者的满意度就越高。美国著名医学家、人文主义者奥斯勒指出，作为医生需要不断提醒自己，在看患者时，应当坐下来，哪怕只是30秒，患者会因此放松，更容易交流思想，至少感到医生愿意花时间，或对他的病情有兴趣。在告知患者及其家属患有重病的消息时，经验表明，简单而清楚的表达，并作适当停顿，是很有效的方法，这样可以确保患者及其家属能够完全听懂，并明白这一信息。此时，要留一点时间让患者沉默、流泪以及提问。

（五）尽量做到通俗易懂

医生应注意询问患者是否还有什么问题，从而检查患者的理解程度，推动下一步的对话。另外，医生一定要注意尽量避免使用专业术语，尤其是对那些受教育程度较低的患者。

（六）告知实情

实事求是地将实际情况告诉患者是非常重要的。例如，在患者患有严重疾病的时候，医生常常希望采取较为委婉的方式，告诉患者这一消息。但是，这就很可能会造成患者误解，并产生很多困惑。若告诉患者实情，哪怕是坏消息，将会增进患者对医生的信任，而这种信任，则是医患关系最根本的基础。

（七）充满希望

医生首先要告知实情，但在告知信息的过程中，医生应该把治疗的价值以及希望，传递给患者，哪怕是治愈希望很小的患者。曾有一位妇女让两位医生看丈夫的肺癌病理检查报告，问医生自己的丈夫还能活多久。一位医生说："两年后90%的患者会死亡"，女士听到这句话放声大哭。而另一位医生劝解她说："两年后10%的患者还活着"，使这位女士的情绪逐渐平稳下来。两种说法的意思其实是一样的，但给人的感觉则完全不同。前者是给患者判了"死缓"，而后者却给了患者一线"曙光"。

针对不同类型的患者，北京同仁医院心脏中心的王吉云博士总结了三种情况：一是缺乏医学知识，会问很多繁琐问题的患者。这样的患者如果用"跟你说了你也不懂"之类的话来打发，必然引起纠纷，不如通过比较形象的方式，讲述病情，争取在最短时间内说清楚。二是有一定知识、爱发疑问的患者。遇到这种情况，应当尽量解释，如果患者实在问题太多，可以请他留下电话，告诉他相关健康讲座的时间，到时候通知他去听。三是医生比较“怕”的一种患者，往往带着明显的对立情绪。他们会不断询问医生会不会“故意开这种药”之类的问题。王大夫说，其实这种情况下，最后都是医生让步。她的同事就遇到过这种患者，难听的话一句接一句。这位同事还是请对方冷静下来，告诉他自己会努力治疗，把问题向他一一解释清楚。[2]

三、搭建有效沟通平台

近年来，各地区和单位纷纷出台了相关的政策，为医患之间的沟通搭建了有效的平台。

创建博客

博客，对不少医生来说已不陌生。医生开博客，可以更快捷地普及医学知识，可以更方便地帮患者寻医问药，医患沟通也多了一条渠道。开通博客的医生，纷纷对此方式表示赞同。

“现在来找我看病的患者，有10%是我的网友。这些人都是通过我的博客与我交流，在你问我答中，我取得了他们的信任”。

“博客就是平时工作的补充。平时接诊太多，面对患者的问题，真是没法一一详尽地解答，也没有时间。对于网上的留言，能尽量做到一对一地回答。这样既省时又省力”。

“外地患者，大老远地来看病，如果让他们怀着希望来，带着遗憾走，我们实在过意不去。在博客上，就有更多的时间来为患者讲解病情”。[3]

开通投诉电话

安徽阜阳市卫生局于2010年6月下旬，正式开通96301医疗服务投诉电话，得到广大市民的积极响应，纷纷把在就医过程中遇到的或发现的问题，向96301反映，内容主要以服务态度、服务质量、服务收费、就医流程、就医环境等方面的问题和不足为主。96301投诉举报受理中心接诉后，均在承诺时间(5个工作日)内予以答复，满意率100%。一方面及时解决患者遇到的问题，为改进医疗服务管理搭建了一个很好的平台。另一方面增进了医患之间沟通交流，为构建和谐医患关系搭建了桥梁。[4]

建立沟通制度

山东青岛市市立医院，通过创新医患沟通机制，大力营造和谐的医患关系，不断提升行风建设水平。一是组建医患沟通办公室，为患者提供投诉平台。为做好医患沟通工作，该院于2008年分别在东、西两院，设置了医患沟通办公室，由党委副书记、纪委书记负责管理协调，配备四名专职工作人员负责日常工作，医务部、门诊部、院办公室密切配合，齐抓共管。二是实行"一站式"服务，及时化解医患矛盾。该院专门设立患者咨询、投诉接待室，使患者感觉到温馨与尊重。三是强化员工培训，提高化解医患矛盾的能力。为做好医患沟通工作，该院着力加强对员工进行专题培训，专门编写了《医患沟通案例分析40例》，并以此作为教材，对员工开展定期培训，不断提高员工医患沟通能力与沟通技巧。四是健全工作制度，确保营造和谐医患关系工作落实。先后制定和实施了一系列制度：科室预警报告制度，预警通报制度，医患沟通实施细则及评价制度。通过采取一系列措施，提高了医护人员营造和谐医患关系的积极性和主动性，有力推动了医德医风建设。

黑龙江哈尔滨医科大学第一附属医院，把医患沟通作为一项制度，要求医务人员认真贯彻执行。该院对医患沟通具体做法，包括医患沟通的时间、医患沟通的内容、沟通方式方法、医患沟通记录格式及要求、医患沟通的评价等，都进行了详细规定。该院院长周晋教授说，医患沟通制度建立的目的，首先是通过制度化达到规范化、标准化，用制度保证长期坚持下去，逐步形成永久流传的医院文化。信者为医，在理解和信任的基础上，构建和谐的医患关系。更好地发挥医院在完善社会保障事业，构建和谐社会方面的重要作用。[5]

哈尔滨医科大学第一附属医院院长周晋教授指出，现代医学模式已转变为生物、社会、心理医学模式，忽视人的社会、心理需求，单纯地探讨疾病的诊疗，已无法有效地为患者服务。医患交流作为医务人员的必修课是医学发展的需要；建立和谐统一的新型医患关系需要，是医疗服务发展的必然趋势，也是社会文明进步的要求和体现。医院应建立和完善医患沟通、投诉和处理制度，定期收集患者对医院服务中的意见，充分尊重和维护患者的知情权、选择权，要体恤患者的痛苦，同情患者的困难，尊重患者的想法，打消患者的顾虑，努力让患者获得身心健康；通过为患者提供温馨、细心、爱心和耐心的服务，赢得人民群众的尊重和认同。

对社会的呼吁

一、找准市场经济体制下医院的科学定位

市场经济体制下，医院应以公益性为主，即使是以营利为目的的非公立医院，也要把社会公益摆在第一位。

医院不同于企业，企业是从事经济活动的实体，企业文化必然表现为以营利为目的的市场文化、竞争文化和逐利文化。而医院是公共卫生事业的主体，医院文化则应该是以保障人民的健康和生命为目的，人民性、公益性、保障性和服务性，是医院文化的本质属性。不能否认，医院的经济效益与医院的医疗水平有必然的联系，经济效益是医务人员医疗服务的成果和回报。但是，也必须承认，过分强调经济效益，必然会强化医务人员的趋利行为，而淡化医务人员的服务意识。因此，中国公立医院和公立医疗机构，是中国医疗卫生事业的主力军。国家对公立医院必须加大投入，保障其生存和发展的基本需要，确保其公有制性质，发挥其公益性作用。

复旦大学附属妇产科医院院长丰有吉说，他当了 7 年副院长、5 年正院长，感觉医院要想坚持公益性，要看院长对岗位怎么认识。医院首先是国家的医院，院长代表国家干活，有这种思想就不会出现偏差。如果把医院看作是院长自己的，就会片面地追求利润，路就会走偏。

卫生部信息统计中心主任饶克勤指出，现在一些医院盲目扩张，事实上医院的效益，不是看规模有多大、病床有多少、设备有多好，而是看成本核算。中日联谊医院院长赵吉生指出，对于公立医院的规模扩张，很难具体谈是与非，而是需要因地制宜。例如，华西医院的规模，可能适应本地区的需求，四川地区人口比较集中，占有一定的地利，周边的省市缺乏大规模的大学医院，但这种规模在其他地区，可能就不合适。

卫生部规划财务司副司长于德志认为，目前，医院走的是一条资源投入型、外延扩张的发展路子，特别是城市的大医院。在医疗服务总量增加较少的情况下，医疗服务结构发生了变化，医院通过提高就医患者的服务强度（不完全是服务质量的提高）的策略，来取得更多收入。在实行药品、材料加

成政策,医疗服务价格调整滞后和财政补助较少的情况下,医院首先追求收入最大化,而不是收支结余最大化。然后用于扩大规模,再增加收入,再扩大规模,结果是大医院越来越大。这就出现了经济学上的“海绵效应”:医疗资源呈扩张状态,医疗技术快速引进,医疗设备配置不当等问题,日益严重。医院收入也呈扩张状态,但服务量却增加不多,增长速度也比较慢。而患者过多地向大医院集中,其结果是:在政府投入较少的情况下,医疗费用不合理,增长较快。[6]

卫生部部长陈竺认为,对公立医院来说,要把主要医疗资源用于满足人民群众的基本医疗卫生服务需求。对于收入水平较高的患者的特需医疗要求,应当主要通过民营医院提供的特需医疗服务予以满足。但是,这些民营医疗机构也要在医疗活动中体现医学的宗旨。因为凡是提供医疗服务的机构,都涉及生命和健康,都不应只是追求利润,要把拯救生命作为己任。就算是营利性医院,治病救人也还是第一位的,通过优质服务创造适当利润是第二位的。[7]

2006 年 3 月 23 日,中国青年报《宿迁 3 年来首次回应“卖光式”医改》的一篇报道,引起北京大学中国经济研究中心副主任、卫生经济专家、北京大学中国经济研究中心医疗卫生改革课题组负责人李玲教授的关注,她于 2006 年 4 月 6 日至 10 日和 4 月 28 日、30 日,两次带领课题组赴江苏宿迁对宿迁市区、沭阳县以及乡村的医疗卫生状况进行调研。调研情况及分析结果如下。

“面对经济落后的现实,宿迁采取了超常规的发展模式,以赶超经济发达地区。与此相对应,宿迁对社会事业的建设,尤其是医疗卫生和教育,采用了甩包袱(政府完全退出医疗和教育领域),盘活资产存量(卖学校和医院),引入社会资本,促进竞争的方法。”

然而,调查结果表明:“目前宿迁市‘看病贵’的问题,并没有得到解决,老百姓的医疗负担反而加重了。主要表现在:人均门诊费用、住院费用下降,而医院数量却迅速增加。新的医院还在宿迁不断落户,如果没有较高的利润,不可能出现这样的趋势。而宿迁地处苏北,相对封闭,人口规模相对稳定,外来就诊人数不是很多,医疗需求不可能如此持续大规模地增加。在这种情况下,医疗费用到底是贵了还是便宜了?”

实际上,“‘价格降低’和‘费用降低’是两个概念。老百姓感受到的‘看病贵'，主要指的是医疗费用，是价格和数量的乘积。但老百姓能够观察和比较的是价格信息，这也就是医院通过降低单项价格来吸引患者的原因，而对于'量'，多数患者只能听从医生的安排。制得了'价'，制不了'量'，老百姓的医疗支出总额还是不断高涨"。

"宿迁的医改，已经很明显地出现了'医疗装备竞赛'的趋势，医疗设备盲目地向高端发展的现象，非常严重。沭阳县人民医院和仁慈医院大搞上项目、上设备、上硬件、挖人才的较量。""高新技术的滥用，是推动医疗费用上升的重要原因。宿迁这样的贫困地区最缺乏的，并不是高新技术设备，而是大量低成本、有效的医疗服务。"

"医院的'红包'和'回扣'现象，以其他方式表现出来。私立医院的内部管理机制很灵活，股东以利润为主要目标，固然会通过提高医生待遇，以激励医生，并约束医生个人收取'红包'的行为。但关键在于，医院作为一个整体，其营利的动机并未改变，反而得到了加强——建立在股份制基础上的医院，如果不以盈利最大化为目标，就无法生存。所以，虽然消灭了医生个人收取'红包'、收取'回扣'的问题，但这部分利益没有回到患者手里，而是集中到了医院股东的手里。所谓的'红包问题'并没有真正解决，只是变得更为隐蔽而已，变成了各种业绩提成和分红。"

根据调查结果可以看出，"宿迁模式"解决不了"看病贵"的问题。就我国现状而言，应当保留相当数量的公立医院，并且由政府严格控制总费用。同时，要改进政府对医院的管理机制，使公立医院之间形成竞争，但要彻底消除公立医院的营利动机，使其相互之间的竞争不是面向利润的竞争，而应该在医疗卫生保障能力、医疗服务水平、医学科学研究、临床技术创新和疾病控制预防，以及提高人民群众医疗卫生知识和自我保健水平上，展开竞争。应该确立医疗服务和医疗质量在医院建设中的主导地位，把医疗服务指标和医疗质量指标，作为衡量医务人员和医院建设的主要指标。在医疗行业当中，形成比医疗服务、比医疗质量的风气，用优质的服务和质量，去赢得患者的信赖，赢得社会的称赞。[8]

二、健全全民多层次的基本医疗保障体制

基本医疗保障体系包括城镇职工基本医疗保险、城镇居民基本医疗保险、新型农村合作医疗和城乡医疗救助，分别覆盖城镇就业人口、城镇非就

业人口、农村人口和城乡困难人群。总体上看，现行社会医疗保障制度与社会各阶层的期待还有较大差距，制度设计带有明显的城乡二元化的色彩，造成管理资源的极大浪费。[9]

2009年，《中共中央、国务院关于深化医药卫生体制改革的意见》和《2009～2011年深化医药卫生体制改革实施方案》的出台，对加快建立和完善以基本医疗保障为主体，其他多种形式医疗保险和商业健康保险为补充，覆盖城乡居民的多层次医疗保障体系奠定了政策基础。深化医改的方案中指出："进一步完善城镇职工基本医疗保险制度，加快覆盖就业人口，重点解决国有关闭破产企业、困难企业等职工和退休人员以及混合所有制、非公有制经济组织从业人员和灵活就业人员的医疗保险问题；加快推进城镇居民基本医疗保险试点，重视解决老人和儿童的基本医疗保险问题；全面实施新型农村合作医疗制度，逐步提高政府补助水平，适当增加农民缴费，提高保障能力；完善城乡医疗救助制度。对困难人群参保及其难以负担的医疗费用提供补助，筑牢医疗保障底线。要采取多种方式积极探索建立城乡一体化的基本医疗保障管理体系。另外，积极发展商业健康保险。鼓励商业保险机构开发适应不同需要的健康保险产品，简化理赔手续，满足多样化的健康需求。鼓励企业和个人通过参加商业保险及多种形式的补充保险解决基本医疗保障之外的需求。继续探索商业保险机构参与新型农村合作医疗等经办管理的方式。"

深化医药卫生体制改革，打破阻碍医疗卫生资源公平分配的体制机制，缩小城乡、地区、人群在医疗保障方面的差距，是提高全面健康水平的必要途径。各地正在采取一系列措施推进建设全民医疗保障制度，并取得了良好的效果。

2009年2月9日，陕西省神木县人民政府印发了《神木县全民免费医疗实施办法(试行)》，从3月1日起，全县干部职工和城乡居民，只要拥有神木户口并且参加了城乡居民合作医疗和职工基本医疗保险，都可以享受这项改革政策：门诊治疗试行医疗卡制度，每人每年给予100元门诊补贴；住院治疗执行起付报销制度，乡镇医院报销起付线为每人次200元，县级医院为400元，县境外医院每人次3000元。起付线以下费用，患者自付，以上费用全额报销。每人每年报销上限为30万元。

神木县实行全面免费医疗改革一年后，县委书记郭宝成说："我们算一算帐，花了1.5个亿，把老百姓看病的问题解决了，老百姓爆发出来的热情，这种生产的积极性，这种巨大的社会合力，推动了神木的发展，说实话，要算经济帐的话，我们政府赚了一大笔钱。”

面对“神木医改谁吃亏了”这个问题，神木县卫生局副局长兼康复办主任张波介绍说：“公务员没吃亏，占了点小便宜，农民占了大便宜。谁吃亏了？唯一吃亏的是收红包的医生。”郭宝成补充说，实际上，有些医生现在明显收入增加了，但红包少了。

北京大学中国经济研究中心副主任、卫生经济专家、北京大学中国经济研究中心医疗卫生改革课题组负责人李玲教授认为，“我们要提倡这样的政绩，即使有浪费，对于老百姓来说也比去修豪华的楼堂馆所要好得多。我们改革开放的目的，不就是要让老百姓得到实惠，让他们能够在民生上得到保障吗？我觉得他们做的医疗和教育，都是非常好的。而且他们的尝试与我们的医改，也非常匹配，因为我们医改的目标，就是要建立覆盖城乡居民的医疗卫生保障制度，把基本医疗卫生服务作为公共产品，向全民提供，我觉得他们的这个尝试，是很有意义的。”

卫生部部长陈竺对神木模式给予了充分的肯定：“如果县长们都像神木那样的话，至少1/5的县里面可以做起来。”[10]

医疗保障制度是社会保障制度的重要组成部分，是解决看病贵问题的重要环节。当前，健全医疗保障体系，尤其要从以下几个方面下功夫：

（一）继续巩固完善新型农村合作医疗制度

继续加大支持新型农村合作医疗，使新型农村合作医疗在全国层面实现全覆盖。在不断提高对新型农村合作医疗的财政补助水平的同时，同步调整、优化新型补偿方案。2011年，中央已明确新农合政府补助标准提高到每人每年200元，要在稳定参合率基础上，进一步提高新农合保障水平。全面推开提高儿童白血病、先天性心脏病保障水平的试点，并在总结评估基础上开展提高重性精神病、乳腺癌、宫颈癌、终末期肾病等大病保障救治水平的试点。提高新农合管理经办机构精细化管理水平。规范定点医疗机构服务能力，扩大新农合支付方式改革。不断完善新农合制度，积极推进新农合立法，争取《新农合管理条例》早日出台。

（二）进一步完善城镇基本医疗保险制度

我国城镇基本医疗保险制度包括城镇职工基本医疗保险制度和城镇居

民基本医疗保险制度。目前,城镇职工基本医疗保险制度已在全国范围内普遍建立,城镇居民基本医疗保险制度试点也在逐步推开。针对城镇居民医疗保险报销水平仍然偏低的情况,2011 年,政府明确对城镇居民医保的补助标准从每人每年 120 元提高到 200 元;城镇居民医保住院费用支付比例提高到 70%左右;最高支付限额提高到当地居民可支配收入的 6 倍左右且不低于 5 万元。此外,将灵活就业人员及非公有制经济组织从业人员纳入城镇医保中,重点解决大病统筹问题,继续着力解决国有困难企业、关闭破产企业等职工和退休人员的医疗保障问题,以多种方式参加城镇职工基本医疗保险等。

(三) 建立重大疾病医疗保障制度

我国基本医疗保障目前已覆盖 90%以上的城乡居民,但"因病致贫、因病返贫"的现象仍然存在。为此,我国从 2011 年开始建立重大疾病医疗保障制度。

山东省聊城市今年 5 岁的农村女孩宋五一患先天性心脏病,父亲因病去世,母亲患有精神疾病。若给她做手术,至少也得两三万块钱,而按以前的标准只能报销 35%。因为缺钱,本该 3 岁之前做的手术一直拖到了现在。今年当地提高了大病保障水平,宋五一的医疗费可以报销 90%。[11]

卫生部部长陈竺指出:我们在广覆盖保基本的同时也注意向社会关注度大,而且目前疗效也比较确切,费用也能得到比较好控制的一些大病适当倾斜。目前全国已有 11 个省区市开展农村重大疾病保障试点工作,儿童白血病、先天性心脏病以及尿毒症、乳腺癌、宫颈癌、肺结核、重性精神病已被列入保障范围,补偿标准达到 70%。

(四) 其他保险制度的开展和完善

支持健全城乡医疗救助制度,完善农村医疗救助制度,加快城市医疗救助试点范围。为了降低个人和家庭的风险,鼓励发展自愿性质的商业医疗保险。鼓励企业在自愿和自主的基础上,为职工购买补充形式的商业医疗保险;也鼓励有条件的农村集体参加多种形式的商业医疗保险,使基本医疗服务的公平性得到实现,有效改善医患关系的紧张局面。

病有所医,是每一位患者的梦想。随着医改的深化,在"十二五"期间,我国将继续加大政府投入力度,提高基本医疗保障制度的覆盖面和保障水平,缩小城乡医疗保障差距。卫生部部长陈竺指出,到"十二五"末,争取把个人承担看病费用的比例减至30%以下,新农合人均筹资水平争取达到300元以上,这将大大降低看病就医的自付金额,提高抗疾病经济风险的能力。同时,通过医保报销政策还可以鼓励人民群众合理就医。

三、完善对公立医院的补偿和监督机制

如果国家对公立医院的补偿不够,那么公立医院将寸步难行,发展也会越来越差。发达国家与发展中国家的全民免费医疗差别在于:发达国家给公立医院的补助比较多,所以公立医院能聘用到优秀的医生。而在印度等发展中国家,公立医院尽管是免费的,但往往大病治不了,小病治不好,最后老百姓还是要跑到私立医院。根本原因在于国家财力不足,公立医院没有相应的经济实力,难以招聘到优秀人才。

近年来,尽管各地政府对公立医院都增加了投入,但是总体而言,对公立医院基本建设和大型设备购置、重点学科发展、符合国家规定的离退休人员费用和政策性亏损补贴等政府投入政策没有完全落实,而且缺乏稳定增长机制。在政府拨款方面,仅在一些地方得到落实,比如鞍山市对公立医院基本建设投入12亿元;北京市探索建立以成本核算为基础的财政补偿制度,药品实行差别加价,离退休人员经费政府将通过财政拨款予以全额保障;深圳市2009年全市卫生事业费总投入30.63亿元,财政补助占公立医院总收入的16.7%。在医药分开方面,仅有个别试点城市取消了以药补医机制。鞍山市通过财政补偿公立医院"五险一金"的方式取消了以药补医机制,广东省在6个城市开展药事服务费试点。其余各地的主要做法还是差别加价。总额预付、单病种付费等付费方式改革有待进一步推进。在探索调整医疗服务价格方面,只有江苏省和安徽省得到物价部门的批准,提高了全省护理收费标准。因此,完善对公立医院的补偿和监督机制,尤为重要和迫切。[12]

(一) 明确补偿内容和范围

政府应积极探索财政对公立医院投入的有效途径,核定好财政需要负担的部分,确保基层医疗卫生机构的正常运行。总体上,政府对其举办的医疗卫生机构的不同支出内容,应实行不同的补助方式,合理、足额地进行补偿。政府应对公立医院补助的项目,主要包括资本性支出项目、重点学科发展和科研项目经费、住院医生培训费用、符合国家规定的离退休人员费用、

承担公共卫生服务的支出等几个方面。资本性支出,是指新建医院、扩大规模过程中发生的购置房屋、设备、固定资产和大型仪器维修等方面的支出,这些均应通过提取修购基金的方式来实现。重点学科发展和科学研究以及临床住院医生规范化培训,是医院发展的基本要素,不仅可以提高临床医疗队伍素质和医疗技术水平,还关系到国家整体医疗卫生服务质量的提高。离退休人员的工资待遇,政府目前只补贴了一部分,这些人员经费很大比例靠医院的业务收入进行补偿,给医院造成了极大的负担,给运行带来了巨大的压力。另外,由于公立医院的公益性,所提供的基本医疗卫生服务,是能够产生正外部性的行为,这只能由政府财政来负担。

(二) 完善服务价格补偿方式

取消药品加成收入而改收药事服务费,存在"拆东墙、补西墙"的质疑,建议调整后新增的大部分费用,由医保基金来补偿。取消药品加成,实际上大大减少了各项医保基金的支出,增加了基金结余,由医保基金承担服务价格补偿的部分,也是合情合理的。2010 年,国家大幅度提高了城镇居民医保的筹资标准,在补偿或报销方案变动不大的情况下,将进一步增加医保基金的结余。因此,只要在坚持基金收支平衡的前提下,确定具体的直接补偿数额,医保基金是能够支付补偿取消药品加成收入带来的亏损的。

(三) 全面开展全成本核算

要补偿先核算,财政补助的金额是建立在医院全成本核算的基础上的,只有清楚地了解具体的运行成本,才能获取医疗服务成本信息。成本核算,有助于提升医疗机构内部各个层级成本管控意识和管控水平。但必须统一工具,建立统一标准,政府统一推广,通过医疗机构内部数据和全市机构项目成本数据的横向分析,才能为政府探索和完善财政补偿办法以及合理定价,提供有效的数据支持。北京市开展多年的以政府为主导的医疗机构成本核算工作,值得各省市借鉴。

落实公立医院财政补助政策,是一件十分复杂和困难的事,也是一个综合、持续的过程。要把提升医院运行管理水平、科学确定医疗服务价格、有效开展成本核算等一系列改革措施有机地结合起来,从而使公立医院补偿办法落到实处,使人民群众在新的医改中真正获益。[13]

四、加强基层医疗机构的建设

基层医疗卫生服务体系是提供公共卫生与基本医疗服务的重要载体。

基层医疗卫生机构服务，是以基层卫生机构为主体，全科医生为骨干，合理使用社区资源和适宜技术，以人的健康为中心、家庭为单位的基层卫生服务。基层卫生机构的服务，具有明显的公益性质，不以营利为目的。

目前，我国城市基本医疗服务供给，主要以公立医院在内的城市医院为主体，以社区卫生服务机构为补充。近年来，各级政府加大城乡基层医疗卫生机构的基础设施和能力建设，正是由于基层医疗卫生机构，还没有能力承担为全民提供基本医疗服务的任务，其所提供的基本医疗服务，与城市大医院提供的相同服务，存在着技术水平和质量差距。而在英国等国家，基层医疗机构与大医院的差别，并不体现在技术水平和诊疗质量上，而是全科诊疗和专科诊疗、常规诊疗和专业诊疗的分工差别。因此，这些国家的基层医疗卫生提供的服务，体现了基本医疗服务的内涵。[14] 基于目前我国国情，在基层医疗机构建设问题上，医疗卫生投入及医疗人才培养是两大重要方面。

(一) 基层医疗卫生机构补偿机制

在基本卫生服务的筹资上，政府应该出资并购买服务。在广大农村地区，特别是西部等经济欠发达地区，社会办医能力不足。因此，必须由政府提供资金，建立公立医疗卫生机构，为群众提供方便的医疗卫生服务。在城市，由于社会中蕴藏着较大的办医积极性，且社会办医能力较强，只要政府制定一定的优惠政策，就会调动医务人员投资兴办社区卫生服务机构的积极性。这一点，在许多国家已经实现。参照国际经验，这样做不仅可以使医疗卫生投入总量增加，而且使政府有更多力量考虑农村和贫困地区卫生事业的发展。部分经济发达、没有或基本没有农村居民地区的城区，也可由政府出资建立社区卫生服务系统，实行区别对待、分类指导。

重庆市的“政府购买”机制有创意。按照中央关于基层医疗卫生投入政策中“转变运行机制，建立多头补偿机制”的要求，重庆市 2010 年 11 月出台了《政府购买基层医疗卫生机构基本医疗服务的意见》。《意见》采取由政府购买的方式，由城乡居民合作医疗保险基金，按基层医疗卫生机构提供的门诊和住院人次，经绩效考核后给予补助。这既考虑到基金的承受能力，又对基层医院实施基本药物零差率所减少的收入，给予合理的补偿，同时采取购买服务的方式，约束医院，建立竞争、激励机制，也是推进基本药物制度建设，促进基层医疗机构综合改革的重要举措，有利于切断“以药养医”链条，缓解群众“看病贵”问题。财政部门主导并制定的政府购买政策，弥补了基层医疗机构运行补助政策的空白，完善了基层卫生投入制度体系框架，在全国是属于创新政策。[15]

医改配套文件《关于完善政府卫生投入政策的意见》(财社[2009]66号)中指出，在补偿渠道方面，基本医疗服务主要通过医疗保障付费和个人付费补偿；基本公共卫生服务通过政府建立的城乡基本公共卫生服务经费保障机制补偿；对其承担的突发公共卫生事件处置任务由政府按服务成本核定补助。对核定的经常性收入不足以弥补核定的经常性支出的基层医疗卫生机构，差额部分由政府在预算中予以足额安排，并在对其任务完成情况、患者满意度、居民健康改善状况等进行综合绩效考核的基础上，采取预拨和结算相结合的方式予以拨付。基层医疗卫生机构人才培训和人员招聘所需支出，由财政部门根据有关人才培养规划和人员招聘规划合理安排补助。

(二) 基层卫生人才培养

2009 年我国卫生人员总量已达 778 万人，每千人口拥有执业(助理)医师 1.75 人、注册护士 1.39 人、专业公共卫生机构人员 0.53 人。然而，面对我国医疗卫生事业发展的新形势，尤其是深化医药卫生体制改革的新任务，以及国际人才竞争的新特点，我国医药卫生人才总量仍然不足，素质和能力有待提高，结构和分布尚不合理，政策环境亟待完善，特别是基层卫生人才严重短缺，难以满足人民群众日益增长的医疗卫生服务需求。

2011 年卫生部出台了《医药卫生中长期人才发展规划(2011—2020年)》文件，指出加强以全科医生为重点的基层医疗卫生队伍建设，以提高基层医疗卫生人员的专业素质和技术水平为重点，建立一支适应基本医疗卫生制度需要的基层医疗卫生人才队伍。到 2015 年，基层医疗卫生人员达到 387 万人，其中全科医师达到 18 万人；到 2020 年，基层医疗卫生人员达到 462 万人，其中全科医师达到 30 万人以上。

基层卫生人才培养的主要举措包括以下几个方面：

第一，加强以全科医师为重点的基层医疗卫生人才队伍建设，建立以临床培训基地和基层实践基地为主体，以规范与提升临床诊疗能力和公共卫生服务能力为重点的培训网络。提升基层医疗卫生人员学历层次，为农村订单定向免费培养医学生。同时，大力开展基层医疗卫生人员继续教育。

第二，研究制订基层医疗卫生人员配备标准及评价办法；建立并完善基层医疗卫生机构编制动态调整机制。完善基层医疗卫生人员激励保障政策，鼓励和引导医药卫生人才向基层流动。通过乡村卫生服务一体化管理，县乡人才联动等多种途径，吸引执业(助理)医师到基层医疗卫生机构工作。通过设置全科医师特设岗位等多种形式，鼓励特设岗位医生长期在城乡基层医疗卫生机构工作。

第三，探索建立家庭医生制度。加强村级卫生队伍建设与管理，健全乡村医生管理制度。完善城市卫生人员对口支援农村卫生工作制度。[16]

五、规范媒体的舆论导向

目前，医患关系达到较为紧张的状态，除了医患双方的原因和体制机制的因素以外，新闻媒体的片面报道也起了推波助澜的作用。有些记者往往陷入一种思维定势之中——主要责任在院方，他们在采访中难以听取院方的解释，过多地关注患者及其家属的意见，有时还甚至代表患者提要求，而不顾报道是否失实。一旦发生医患纠纷，舆论几乎是一边倒地支持患者。在信息严重不对称的情况下，这一状况可能导致医疗服务市场的"崩溃"。患者对医生的信任逐渐瓦解，这种怀疑由于舆论引导不当正在演变成"集体不信任"。所以，新闻报道应该真实、客观、公正，不应该局限于表象，当事后的裁判者，应当尊重科学，尊重医患双方，逼近新闻事实的真相，兼顾和服务医患双方，最终服务于患者。

《南方周末》对《衡阳 5·11 医生受辱案深度内幕》的后续报道，从一个以牟利为目的的畸形"医疗纠纷生态链"全新角度，予以追踪报道，显示了一个负责任的媒体扎实的采访作风与对医患纠纷的深入思考。在这里，媒体不是在事后裁决医生或者患者家属，而是立足于服务医患双方，揭露事实真相。"在衡阳，介入医患纠纷牟利的不仅是黑帮。""田、杜二人在衡阳和当地某记者联手，共同插手医疗纠纷，从中牟利，被人讽为'三个一工程'(三个一指一个律师、一个法医、一个记者)。三人之中，不论谁先和病人联系上，都要让病人家属接受另外两人的配合：律师在司法界上下活动，法医提供对病人有利的鉴定，记者可以作出偏向于患方的报道——这些都将成为患方凭借黑势力打砸医院、迫使医院就范的借口和依据。"《南方周末》记者在医患之外发掘造成医患矛盾激化的体制外的社会因素，为矛盾的解决提供了另类的视角，避开了热点炒作，理性地服务于医患双方，真实、全面、客观地予以报道。

及时、适时的报道是媒体的责任所在。问题的关键是，媒体应对医疗工作给予及时、客观、全面的宣传报道，并提供理性的反思。

第一，从制度入手，进行理性的反思，为缓解医患矛盾提供建设性的意见。如《济南时报》2000年9月8日《医院的“病”谁来治?》一文从医院的性质入手，探讨如何完善医疗保险制度，同时发育好商业医保市场。并报道缓解医患矛盾的两个好消息：建立城镇职工基本医疗保险制度；《关于城镇医药卫生体制改革的指导意见》出台，同时指出如果能进一步解放思想，医风医德问题的解决还是大有希望的。

第二，运用全球视野减轻或冰释矛盾。如新华网2001年10月25日专电《专家建议将医疗责任保险列为法定保险》，从医疗责任保险的角度，考察国外情形，运用全球视野进行了有效的报道。又如新华网2001年11月29日《京城医生有了意外伤害保险》报道了“一项被日益激化的医患矛盾‘逼’出来的保险新险种”。

第三，关注医患纠纷，从伦理道德角度探讨原因。如《人民日报》2001年7月31日《医患关系急需改善》报道：“医患双方要学会‘换位思考’，将心比心，做到相互理解，相互尊重。”“一方面医生要加强修养，对病人及其家属的心情给予充分理解，满足病人的知情要求。另一方面，生命科学是最复杂的学科，患者的情况千差万别，很难保证没有失误甚至失败。对此，患者也要有正确的认识。”

第四，从人文层面报道缓解医患纠纷的新方法。如《北京晚报》2000年10月31日《学心理学伦理学法律学人际关系，医生进补人文知识》就是一个良好的范例。“医生每年都要接受继续教育，以往都是医学各个专科的专业知识。今年下半年，为适应医改，北京医师协会开设了社会学、医学伦理学、法律学和人际交往等方面的课程。”因为，“医生应具有心理、伦理以及法律等人文方面的知识。医生在治病的同时，无时不在与人打交道，而这需要艺术”。

医生要有职业道德，新闻从业人员也要讲职业道德。一些媒体关于医患关系的不实报道，夸大了事实，也激化了矛盾。大众媒体应该建立一个客观全面看问题的准则。不能动辄“以小见大”，让一部分不良医生的问题影响到整个行业，这样无助于全面认识问题，更无助于改善医患关系。

构建和谐的医患关系，需要患者、媒体、公众和政府部门一起，营造良好的社会舆论。事实上，大多数公众对医院的负面印象不是从亲身经历，而是从舆论中得来的。这种先入为主的负面印象，在一定程度上也会不断自我放大和强化。因此，媒体在加强对医疗系统的监督的同时，也需要实事求是地给公众展示更加全面、真实的医生形象，促进医患关系的良性互动。[17]

医院的责任

一、提高医疗卫生机构的服务意识

什么是服务？服务是以最低成本的投入，获取最大效益的营销。全行业服务在成长，医院的服务也在进步，但医院是服务增长最慢的地方之一。目前，医院的服务和其他行业的服务比较起来，有很大的差距。不管国营企业还是民营企业，现在各行各业都非常注重服务。为什么人们会对医院有这么大的意见？因为在别的地方花钱，享受到了好的服务。同样来到医院花钱，却有一种极大的心理落差。其实很多医院（尤其是民营医院），在前期营销成本都很高，花了很多广告费、市场费，扩大了知名度，但却忽略了满意度，导致知名度越大，美誉度越差。这样的医院长久不了。根据服务的1∶5∶20原则，一个忠诚客户能告诉给他周围的5个人，至少能再带来一个新客户。而一个不满意的客户，至少会告诉他周围的20个人。因此，医院应把冰冷的、高高在上的制度，转化为个性化温情服务的执行力，在良性循环中不断积累，与社会需求相匹配，实现可持续发展。

医院服务可以分为四个层次，即基本服务、满意服务（从患者角度来说，就是渴望的服务）、超值服务（从患者角度来说，就是未曾预期的服务）、难忘服务（从患者角度来说，就是无法想像的服务）。

基本服务，实际上就是一场简单的交易，患者看病拿药，付钱走人。医生和患者没有沟通，形同路人。而医患之间的关系，绝不是商业行为，也决不能用“交易”二字来形容。

满意服务，就是要知道患者担心的是什么，患者有哪些疑问，患者的真正需求是什么，患者心里有哪些顾虑，如何解决患者心理上的种种疑问。医护人员和患者有一个良好的沟通，主动寻找患者的顾虑，并耐心解决。有些名医大家，患者从他的诊室一出去就感觉病好了一半。

做超值服务、难忘服务时，一定要看患者的需求，而不要对所有人都去做一样的超值服务。有些人面对超值服务反而觉得不安心，你是不是想多收我的钱？干嘛对我这么好？不管是超值服务还是难忘服务，并非要提供给患者多么昂贵的东西，而是要给他意想不到的东西。

解放军第323医院妇科候诊大厅，有专门的护士给等候的患者发放面包和矿泉水。护士小姐称这是医院免费发放的，是“航空式服务”的一项内容。该医院相关负责人认为，搞好医患关系，首先要加强医生队伍的建设，加强医护人员的精神文明建设，消除医患之间信息不对称的负面影响，从体制机制上消除医患之间在经济利益上的对立和冲突。坚决倡导以患者为中心，不仅要让患者享受先进的医疗技术，还要让他们享受良好的医护管理和服务，推出“航空式服务”模式，就是要体现医院处处为患者着想的服务理念，也是医院在探索“润滑”医患关系方面的切实举措。[18]

服务的差异，常常体现在细微处。大事大家都在做，让患者心动的往往是一些微不足道的小事。这些小事需要用心去发现，用心去做。只要用心，每个人都可以创造出那种无法想像的服务，只要在脑海里深深地刻上“患者的事无小事”，只要善于观察患者埋藏在内心的需求，都可以让患者感动。

南京军区南京总医院在梅园开办了全国第一批“家庭病床”，成立了雷锋医疗队。队员们坚持定期到社区巡诊、送医送药。82岁高龄的杜子英老人患有“胆石症”，一天半夜，病情突然发作，腹痛如刀绞，队员们深夜将其送到医院。此时，老人血压已降至“0”，病情发展为“胆道败血症”，院领导立即选派资深外科主任为老人手术。由于抢救及时，挽救了老人的生命。事后，老人的孩子们要接老人到外地休养，可老人说，“我这条老命，是恩人解放军给的，有总医院做我的坚强后盾，我哪儿也不去。”

在新加坡医院，患者第一的思想深入医院，包括深入卫生员、保安员在内的全体员工心中。在新加坡中央医院，他们每天安排患者换一套封口的消毒床单，每天安排患者洗澡，护士查房时，除医疗问题外，还会征求患者对饭菜的满意度，查体前，会把患者床前的布帘拉上。

新加坡中央医院人手一本的服务手册上，一开始就写道：第一印象往往是最后的印象，一个良好的职业形象，象征着我们的自信和患者对你的信任，患者对医院的评判，来源于您的形象和服务！所以，医务人员的服装、服饰、个人卫生、坐姿立态等，都要求严格。护士的工作服应该每天洗净熨平后才穿，不允许有污渍或皱褶的制服出现在患者面前，否则，便认为是对患者缺乏礼貌。

新加坡医院的病号伙食花样繁多，物美价廉。那么，他们是怎么解决伙食问题的呢？就是采用广泛、灵活的社会化服务。他们把多家信誉良好的饮食公司引入医院，这既满足了患者和家属，又方便了工作人员。

过去，很多医院管理专家提出“合理医疗”、“适度医疗“的口号。其实，在老百姓眼里，“实惠医疗”是永远最受欢迎的，使患者花最小的经济代价，得到最有效、最贴心的医疗服务，这才是百姓心中最期待的医院的“担当”。

二、铸造医学人文环境

医学一直以来都是以自然科学的面目出现，但它却蕴涵着丰富的人文社会科学成分。因为医疗服务要面对的工作对象是具有自然性和社会性双重属性的患者。现代医学的研究表明，人的健康和疾病，不仅与人的生理因素有关，也与心理因素、社会因素和环境因素有很大的关系。因此，仅仅从生物学角度认识和对待患者的健康和疾病问题，是远远不够的，还必须从社会学角度、心理学角度以及三者的结合上进行探索。医学不能因以“治”为内容的临床技术的广泛发展与应用，而遗忘自己从诞生之时起，还以“关怀、安慰”为已任。医学就像撒拉纳克湖畔的铭言：“有时，去治愈；常常，去帮助；总是，去安慰。”

当前，在医疗活动中有一种值得关注的倾向，就是人文精神与科学精神的分离。随着现代医学科技的发展，医生和患者越来越依赖于物理、化学等检测手段，而忽视了患者作为一个人的整体存在，从而导致了“见病不见人，用药不用情”，而这恰恰是导致医患关系紧张的深层次障碍。因此，要对医务人员进行思想教育，大力倡导以人为本的理念，使医护人员成为专心的倾听者、细心的观察者、耐心的交流者和精心的诊治者，力求做到服务环境温馨化、服务流程人性化和医患沟通亲情化，以此来缓解医患矛盾的紧张状态。

在新加坡的医疗行业中，人性化的就医环境给人留下深刻的印象。医院的配套设施如电视、入口处的咨询台、咖啡厅和休闲室，个别大医院还设有超市、美容院、银行和邮局等，配合院内播放柔和的音乐，真正做到酒店式服务，大大满足患者的需求，减轻患者因住院而造成的生活上的不便。建筑物和桌椅以及医务人员的工作服，都是采用柔和的颜色，一改医院冷色调的作风，以缓和患者的不安和紧张情绪。

医学既属于自然科学，又属于社会科学，更属于人文科学。医学是技术和人性的复合体。这一属性，注定医院是一个担当救死扶伤责任的机构。医院应本着"以人为本"的医疗服务理念为主导，在合理调配资源的同时，营造高层次的服务理念和人文关怀，将人性化服务贯穿于医疗活动的全过程，培育医务人员的爱心和人道主义情怀。2002 年 9 月，南京汤山突发特大中毒事件，数百名群众生命危在旦夕。南京总医院将人民的利益高高举过头顶，紧急启用战时救治预案，院士领衔、23 个科室的专家联合作战，为危重中毒群众赢得了宝贵的救治时间。

古人曰："良言一句三冬暖"，患者是一个特殊的弱势群体，人在患病时情感容易变得脆弱，需要比常人多几倍的关怀，有时医护人员几句贴切温馨的话语和动作，能起到治疗所无法起到的作用。患者在就医时，要有训练有素的护士咨询、挂号、就诊、交款、检查、取药，每一个环节都有导诊护士和分诊护士的迎接、问候，这一切就消除了患者的心理障碍。要建立全新的服务理念，实现有质量、有内涵的服务，以热心、细心、耐心、嘴勤、手勤和腿勤，给患者最细微体贴的照顾，使其感觉到亲切温暖，折射出医院以人为本的服务理念，也反映出医院医务人员的价值观取向[19]。

江西德安县创新举措，以人为本，积极开通人性化服务"绿色通道"，实现了医患关系文明和谐的良好局面。为方便患者就诊，该县投入十多万元，在县人民医院门诊大厅安装电子导医宣传系统，设置有醒目的医院布局示意图和患者选择医生一览表。在县级各医院推行导诊服务，导诊咨询服务台的工作人员，全天候导引患者到需要的就诊科室。为提高办事效率，方便患者入诊，实行划价、收费、取药窗口双人工作制，严格限制每环节不超过 5 分钟。推出患者"放心消费"措施，对全县所属县级医院实行住院微机管理，药房、药库、门诊及住院收费，全部实行计算机联网。并建立了住院费用一日清单制，每天上午10点前，准时将治疗费用清单送到患者手中，让每位患者清清楚楚用药、明明白白消费。同时该县还推行节假日照常应诊制度，做到患者随到随检查，随出报告。对老、重、急患者，实行医务人员全程护送诊治，在城区救护车免费接送，为急诊或成批伤员建立绿色生命通道。[20]

2010年，《卫生部关于进一步改善医疗机构医疗服务管理工作的通知》中指出，医疗机构要合理安排门急诊时间，积极开展预约门诊和全年开放门诊，鼓励开展延时门诊、夜诊等医疗服务形式，减少患者挂号、排队、候诊次数和时间；要积极改进入、出院服务。在办理入院手续后，有专人将患者送到病房，办理出院手续后，也有专人送出病房；要提供方便快捷的检查结果查询服务，对于不能当时出具检查报告的检查项目，有条件的医疗机构可通过电话、网络查询和手机短信等方式，告知患者，也可为患者提供邮寄检查报告等服务；要在医疗机构为社会搭建向患者奉献爱心的平台，使患者既能得到安全、有效和便捷的医疗服务，又能获得社会各界的关爱和帮助，促进医患关系和谐。

三、加强医院培养教育机制

医学是一门实践性、服务性、社会性都很强的学科，而提高医疗质量是医院赖以生存和发展的命脉所系。医院质量建设的主体是人，因此，医院管理者要致力于加强医务人员职业道德教育，培养良好的医德医风，增强医务人员责任心和事业心，做好医疗护理质量零缺陷、服务质量零投诉。医院要把患者对医务人员的满意度，作为衡量医生品质“好”与“坏”的根本标准，紧紧围绕以患者为中心，以爱心质量为核心的宗旨，充分尊重患者的人格与尊严，注重其心理感受，满足其心理需求，为患者提供优质、诚信服务，扩大医院的声誉、信誉。在“以人为本”的服务中，培养一支医疗技术过硬、医德医风高尚、德技双馨的医疗队伍，从而赢得患者、赢得社会。

（一）加强医德医风教育

加强医德医风建设，是一项长期的、系统的、复杂的工程，它关系到人民群众的切身利益和医疗行业的发展。良好的医德医风，是医院综合竞争力的重要组成部分，是缓解医患关系紧张的基础。

首先，强化医德医风领导责任制，成立医德医风建设领导小组，坚持“谁主管，谁负责”原则，形成一级抓一级、层层抓落实的工作格局，把医德医风建设纳入医院工作目标管理体系,并实行医德医风建设责任追究制。各级医院的主要领导,能不能高度重视医德医风建设,并将其纳入医院发展计划,这对于建设一支高尚的医德医风队伍,有着重要的意义。要利用典型事迹对医务人员进行教育,从思想上提高开展医德医风教育重要性的认识,培养医生的正确价值取向和高尚的道德情操,倡导廉洁行医之正气,筑牢拒腐倡廉"防火墙"。只有对医护人员进行经常性的思想教育,使其树立正确的人生观、价值观、利益观以及爱岗敬业、乐于奉献的精神,自觉抵制各种不正之风,才能形成良好的医院风貌。

其次,实行综合目标管理责任制。医院与科室、科室与个人,签订综合目标管理责任书,形成有效的管理考评机制。建立健全医疗质量和医疗安全核心制度,完善医疗质量安全评价机制,从制度上防范医疗缺陷的发生,确保医疗安全。针对客观存在的医德医风问题,要建立健全一套完整的可操作性强的规章制度,坚持用制度管人。通过提高管理效能,及时了解医德医风的现状,从而以高尚的医德、精湛的技术、良好的服务态度以及优良的医疗条件,吸引患者,以促进卫生行业作风的根本好转和医德医风建设提高。

再次,严把收费关,最大限度地降低检查费,使患者从中得到实惠。设立"医德医风考核档案"、"医德医风奖励基金",定期进行检查评比,并把考核结果和职工的晋职晋级、评先评优挂钩。同时定期召开患者座谈会,广泛听取意见建议,并及时整改。[21]

南京军区南京总医院始终把培育良好的医德医风,作为医院建设的风向标。医院成立由院长、政委任组长,分管副院长、副政委任副组长,机关四部领导共同组成的医德医风专项整治领导小组;医院党委"一班人"带头学习方案细则和制度规定,站在医德医风专项整治第一线。

专项整治中,医院相继召开外科系统科主任座谈会,重点就杜绝医疗事故、减少医疗纠纷、加强科室合作、加快病人周转等方面,查找和整改问题;召开内科系统科主任座谈会,就提高门诊效率、缩短平均住院日、降低药占比等方面,展开专题研讨,定下改进措施;召开医技科室主任座谈会,着重围绕如何适应医院快速发展,加快检查速度、缩短报告时间、提高患者满意率,研究相应的对策和措施;召开医院保健工作座谈会,围绕如何创新医疗保障服务模式,进一步提高为首长和老干部服务的质量,查纠问题,落实整改。

为了把廉洁行医落到实处，医院公开对各科室和个人的“药占比”情况进行讲评，通报抗生素、辅助用药使用不合理现象，对连续排名靠前的药品进行论证，果断停止不合理用药，对“药占比”居高不下的个人暂停处方权。

为强化纪律刚性，专题召开医疗安全形势分析会，重点对医疗风险高、医疗纠纷比较多的科室，进行原因剖析和问题纠查。对严重的医疗纠纷，进行公开处理和通报；对主要负责人进行全院通报批评、调离工作岗位的处理；对产生纠纷的责任科室进行通报批评，科室领导承担相应责任；对所有责任人予以诫勉、通报批评、降低奖金系统、承担部分赔付经费等处理。[22]

南京总医院医德医风建设的实践表明：医院要把改进为患者服务工作，作为医德医风专项整治的重要抓手。医院发展需要健康向上的道德风尚来引领，和谐医患关系也需要道德楷模的力量来推动。

(二) 提高专业技术水平

医学发展日新月异，人民群众的健康需求不断提高，医学模式正在由生物医学模式向生物—心理—社会医学模式转变。这些都要求医务人员不断提高业务素质。医务人员在诊疗过程中的各个环节，都严格执行诊疗操作规范，精心施行技术操作，确保较高的医疗技术质量，尽一切可能避免医疗差错和事故的发生，提供安全放心的医疗服务。

医疗质量也是个提高患者满意度的重要条件。目前，我国普遍实行“患者选医院、选医生”，有些患者对设备先进的医院、医术精湛的医生，在就医前便产生了信任感。这种信任，是构建医患关系的首要条件。因此，医务工作者必须严谨求实、钻研医术、精益求精，不断更新知识，努力提高专业技术水平，使患者在最短的时间，以最低的费用，取得最好的疗效。患者满意了，和谐的医患关系也就形成了。

(三) 搭建人才成长平台

现代化医院需要人才去建设，现代化医学需要人才去驾驭。医院的可持续发展，更是把人才作为最重要的支撑。然而，人才建设是一个渐进的过程，特别是医学人才的培养，其周期要明显长于一般的技术人才。在这种情况下，如何用好现有人才，使其发挥最大的潜能，显得更加重要。

南京军区南京总医院不断为各类优秀人才搭建事业发展的舞台：通过开设100多个专病门诊，让对某一专病有更深造诣的高级职称人员成长为专病“大拿”；推行科主任助理制，让一批年轻有为的青年专家提前进入角色；推行学科与学术带头人并存制度，用好人才的“黄金时段”……诸多平台，拓展了医院人才施展才华、锻炼提高的空间。

医院管理者要拥有强烈的育才意识、高超的育才本领，只有把人才培养当成首要之责，不断拓宽人才工作的领域，突破画地为牢、封闭保守思想的束缚，既招纳引进外面人才，又用活用好本院人才，为有志成才者搭建发挥其潜力的平台，才能做到人才资源优先开发、人才结构优先调整，从而促进医疗质量水平的提高，为患者提供更好的服务。

四、实行依法行医，完善监督机制

为避免医患之间因误会而引起的矛盾，增强医患双方的信任，医院需要不断强化医务人员依法行医的意识，规范医疗行为，追求高尚医德，依法行医、廉洁行医和文明行医。沈阳军区总医院在依法规范医疗行为过程中，积极探索，取得了良好效果。

不让医疗风险束缚医生手脚。一名患者因对手术效果不满意，多次召集亲友到该院讨“说法”，失去理智后打伤医生，砸坏医疗设施。此事过后，该院院长孟威宏发现，个别医生不愿收治高危患者，不愿诊治疑难病症、高风险病例、治疗效果不明显的疾病。为啥不愿收治高危患者？86％的医生回答是“怕出医疗纠纷”。

针对这一倾向，该院对患者提出异议的治疗个案，首先由专家组审查界定责任，对确实负有责任的人员坚持严肃处理，决不护短，以此警示医务人员规范医疗行为，坚持依法行医。同时，对并无过错的医务人员坚决维护其权益，鼓励他们积极履行救死扶伤的职责。后来，该院及时报案后，地方公安机关依法处理了两起“医闹”个案，闹事者分别受到拘留、赔偿损失、公开道歉等处罚。区分责任，处罚与维权并举，既增强了医务人员的依法行医意识，又打消了顾虑。

运用法律手段坚定医德操守。2010 年年初，陈某生命垂危入院治疗，李主任亲自为其手术，并取得成功。没想到，术后第 4 天，患者血压突然下降，需要再次紧急手术。此时，陈某已欠费 5000 多元，再次手术还需要几万元手术费用。由于患者命悬一线，李主任当机立断：救人要紧，手术费事后再补。经李主任紧张抢救，陈某转危为安。10天后，陈某生命体征恢复正常，被安排出院。然而，他却声称第一次手术有问题，否则就不会在欠费情况下做第二次手术，医生要为第一次手术失误担责。医疗专家组鉴定认为：两次手术过程及方法，都不存在过错，首次术后出现血压下降，属个体差异引起，与第一次手术无关。可是，不管怎么解释，陈某还是把李主任告上法庭，要求赔偿10万元损失。李主任在患者欠费的情况下，坚持救死扶伤却成了被告，这不仅让他本人心寒，也令一些医生对医德与责任产生了困惑。

决不能让坚守医德的人受到伤害。该院党委研究决定，聘请律师帮助李主任应诉。该院分管医疗工作的政委徐兴林说，院党委之所以理直气壮地支持李主任打这场官司，就是为了以此引导医务人员，善于拿起法律武器维护正当权益，只有依法保护救死扶伤的人，才能使大家坚定医德操守。

自律、他律结合，以实现医患和谐。一次，一名患者家属实名举报某科刘医生收受了2000元“红包”。原来，患者住院后，家属按其意愿给刘医生送去了1000元“红包”，结果被严辞拒绝。他们以为刘医生嫌少，于是又将2000元钱悄悄塞进刘医生口袋，又被退了回来。“红包”两次都没送出去，患者猜疑自己的病没救了，血压升高。家属对此很着急，一定要刘医生收下“红包”才心安。后来，虽然患者手术很成功，但其家属心里总觉得别扭，就将此事反映到医院。该院机关调查此事时，这个科室的护士长拿出了一张写着患者名字的住院押金单，交款日期就是刘医生收“红包”的当天。当时，刘医生见推辞不掉，便将这2000元钱交给了护士长，转存到患者的住院账户，收据原本准备在患者出院时交给家属。至此，患者家属这才知道错怪了刘医生。

虽然是虚惊一场，但也引起了该院领导的深思：以往要求医务人员自律多，但向患者及家属宣传相关法规和医院的规章制度不够，以致个别患者和家属送不出“红包”，总感到不踏实。为此，该院将廉洁行医的相关法规张贴上墙，引导患者及家属自觉配合和监督，通过自律与他律，共同构建和谐的医患关系。[23]

医院在实行依法行医的同时，也要不断完善监督机制。结合实际情况，医院必须制定出切实可行的医务人员德行考核方案，针对不同职务、层次的人员及科室实行点、面考核，对不执行医德规范要求、不按操作常规等违规人员，制定出相应的处罚措施。在执行处罚时，坚持“对事不对人”，即不论违规者是谁，不管其职务大小、职称高低，是正式工作人员还是合同制人员，都应一视同仁，坚决维护监督处罚机制的权威性和严肃性。尤其对于有些医务人员，乱开处方、拿药品回扣、拿红包等现象，要发现一处查处一处，决不姑息。只有这样，患者才能安心去医院就医，才能产生对医院的信任感，从而减少医患矛盾的产生。[24]

解决看病难、看病贵问题，除了坚持政府主导、建立补偿机制、加强行业监管外，医院责无旁贷。浙江鄞州区卫生局针对看病贵问题想了个办法，对处方进行限价，医生开高价药方，不但没奖励，还要扣钱。这个办法已在乡镇及以下医疗机构实行，据说很有效，常有患者看感冒花费不到 10 元钱。2010 年，鄞州卫生局对这些医院的门诊均次费用（看一次病包括挂号、药费、检查的所有费用），也进行了限价，核定标准最高的医院不超过 70 元。2010 年第二季度，鄞州区乡镇卫生医疗机构用这种限价处方的门诊，均次费用只有 49.03 元，远低于其他县市区同类门诊收费水平。[25]

南京军区南京总医院推广“单病种链式诊疗模式”，不仅方便了患者就医，也降低了诊疗费用。以一位肺癌患者的诊疗过程为例，他不必在呼吸科、内科、胸外科、放疗科、肿瘤科等有关的几个科室之间奔波，不需为内科医生说化疗好或外科医生说开刀好而发愁，也不必为看不到底的医疗费而苦恼，他直接到医院的“肺癌综合诊治中心”挂号就诊，此后，由院方调度，与病情有关的各科医生集体制定最佳的个性化诊治方案，医疗费用自然就精打细算了。

医院领导洞悉，医疗费用之所以居高不下，大多出在医生开出的“大处方”和“滥检查”上。针对这一问题，医院明确规定：医疗服务收入不与个人收入及奖金直接挂钩。只此一条，就堵住了“大处方”和“滥检查”的源头。在药品使用上，医院通过信息化平台实时监控，对使用同一种类药物数量排名靠前的医生，进行组织干预，及时实施诫勉或处理；对药占比持续靠前的医生，暂停处方权。

作为医院管理者，要引导医务人员依法行医，不断完善各种监督机制，医疗流程优化了，医疗服务提高了，群众看病花钱少了，信任度自然节节攀升，这是医院社会性、公益性的必然要求，也是医院管理者的重要历史责任和使命任务。

做个聪明患者

一、就医的自主权

患者医疗自主权，是指有决定能力的患者在被告知有关自己病情、治疗的足够信息的前提下，独立、自愿地作出是否接受治疗、在哪里治疗、选择治疗方案或拒绝治疗等决定的权利；以及在有决定能力时，事先为自己患病失去决定能力后对治疗作出具体的指令或指定代理人，以保证一旦失去决定能力时，仍能按自己的意愿进行治疗的权利。

患者自主权，是患者的基本权利，是医疗活动中制约、防止医务人员滥用权利的重要因素，也是医学人道主义的重要内容之一。国务院 1994 年颁布的《医疗机构管理条例》第 33 条规定，医疗机构施行手术、特殊检查或者特殊治疗时，必须征得患者同意。执业医生法更加明确规定，患者对医生的诊治手段(包括人体实验)有权知道其作用、成功率或可能发生的并发症等风险，在患者同意后方可实施。患者也有权拒绝某一诊治手段和人体实验，不管是否有益于患者。这些有关患者知情同意权的规定同时也是对患者自主权利的认可和保护。

自主权的实施，具有相对的内容，主要是：

(1)有权自主选择医疗单位、医疗服务方式和医务人员；

(2)有权自主决定接受或不接受任何一项医疗服务，特殊情况下如病员生命危急、神志不清，不能自主表达意见者，可由病员家属决定；

(3)有权拒绝非医疗性活动；

(4)有权决定出院时间，如果患者此决定与医务人员治疗行为相悖，患者签署一项声明，进行说明；

(5)有权决定转院治疗，但在病情极不稳定或随时有危及生命可能情况时，应签署一份书面文件，说明在医生已经充分说明有关情况的前提下，作出的转院决定；

(6)有权根据自主原则，自付费用和与其指定的专家讨论病情；

(7)有权拒绝或接受任何指定的药物、检查、处理或治疗,有权知道相应的后果;

(8)有权自主决定其遗体或器官如何使用;

(9)有权享受来访及与外界联系,但应在遵守医院规章制度的基础之上。

我们必须认识到,患者作为一个完整的能够承担民事责任的公民,是享有自主权的。在患者完全清醒并能自主做出判断的时候,这些权利就应该得到充分尊重。在患者不能行使这些权利时,医务人员也应该征求家属的意见。

小韩清纯美丽,是一位很优秀的歌唱演员,在单位深受领导和同事的赞赏。人们都说,她有一个很好的前程。一次,她不幸遭遇车祸,双腿被翻倒的车子严重压伤。当她醒来时,发现自己已经躺在医院的病床上。医生告诉她,必须截肢,否则生命将有危险。这无异于晴天霹雳!“没了腿,我怎么当演员?艺术生命都没了,活着还有什么意思?”经过反复考虑,她请求医生保住她的双腿。医生无可奈何,只好征求家属的意见。小韩的父母深深理解女儿的心情,他们也同意女儿的选择。医生又向上级请示。院领导最后决定,充分尊重患者的选择,但同时采取积极措施,全力挽救患者的生命。经过与死神的顽强搏斗,小韩奇迹般地活了下来,而且保住了双腿。那医生也庆幸没有为小韩截肢。[26]

需要特别强调的是,患者的自主权,并不是无限制性的自主权。首先,患者的自主权必须服从国家法律法规的特别规定。如烈性传染病、严重精神病发病期间等情况下,患者入院治疗、出院、转院等,均必须服从国家法律规定的强行隔离治疗,服从医务人员的管理和医嘱。其次,患者的自主权必须以严格遵守医疗机构的规章制度为前提。

患者自主权也不是在任何情况都能实现的,其实现要具备一定的条件,主要有:

(1)患者必须进入医疗服务体系中。只有进入医疗服务体系的时效范围内,患者的自主权才有实质意义和有效。

(2)患者必须拥有自主能力。对丧失自主能力的患者如昏迷者,或缺乏自主能力的患者如儿童、少年患儿是不适用的。他们的自主权由法定监护人和法定代理人行使。

(3)患者具有稳定的情绪。具有自主能力的患者，必须在稳定的情绪状态下做出的决定，才能真实表达自己的意愿。冲动性的决定，常常引起争议，导致不必要的纠纷。

(4)患者应该经过慎重的考虑和与家人的交谈讨论，作出理性的判断和负责的决定。但患者的决定将会给社会、他人的利益，构成严重的危害或其他社会损害时，也要受到必要的限制。

同时，患者自主权的行使，应当建立在医务人员为其提供适量、正确的信息基础上，并且患者能够对这些信息进行充分的理解。

二、提高自身医学和法律知识

(一) 普及患方医学知识

中国医师协会会长殷大奎在接受新华网访谈时指出，向老百姓普及医学科学知识，有助于改善医患关系。缺乏相关医学知识是导致老百姓对医生缺乏理解的原因之一。医学知识的普及，能让患者更加了解疾病的本质、疾病的发展规律，可以减少许多医患矛盾和沟通问题，使他们更能理解医护人员的劳动价值。同时，医学知识的普及，会给医生的诊疗过程带来便利，让医生和患者可以有更多的共同语言，促进医患关系的和谐发展。

医学知识的普及，代表着一个社会的文明程度。社会或广大医务人员，应通过各种渠道向患方及家属普及医学科学知识，可以定期邀请医院专家定期组织小区居民开展高血压、糖尿病、冠心病等专题的讲座，让他们熟悉一些常识性疾病的预防、治疗和护理等知识。同时，开展形式多样的科普宣传，利用健康体检和诊治疾病等机会，普及卫生防病知识，以提高广大群众的健康意识和防病能力，以及战胜疾病的信心。

(二) 普及患方法律知识

患者作为医患关系中的弱势一方，应明确了解自身所享有的权利和应尽的义务。根据我国宪法、民法通则、消费者权益保护法及医疗事故处理条例，以及卫生部的一些部门规章、医疗操作规范等有关规定，患者的权利非常广泛，主要包括：生命健康权；人格权(隐私权、姓名权、肖像权、名誉权)；财产权；公平医疗权；自主就医权(包括选择医疗机构和医护人员)；知情与同意权。患者对疾病的病情、治疗措施、医护人员的情况等，享有知情权，而医院采取的治疗行为，应事先征得患者或其家属的同意之后方可进行；医疗文件的查阅权、复印权;监督权;索赔权;请求回避权。对可能影响公正、公平的医疗事故鉴定的组成人员,有权提出回避;在发生纠纷之后享有诉讼权;进入诉讼程序之后,享有作为当事人的诉讼权利。

同时,患者在接受医疗服务过程中,应当遵守和履行如下义务:一是遵守医疗的各项规章制度,接受医院的相应管理;二是尊重医务人员的人格及工作;三是积极配合医疗服务,严格遵照医嘱进行治疗;四是接受强制性治疗义务;患者患有传染性疾病时,应按照法律法规的要求,主动接受强制性治疗;五是交纳医疗费用的义务;六是防止扩大损害结果发生的义务;发生医疗事故或医疗差错后,患者应采取积极措施,避免损害结果的扩大,否则患者的扩大损失部分,得不到法律的支持。

2002 年 9 月 1 日起《医疗事故处理条例》开始实施,出现医疗纠纷,解决的途径趋向明确:一是协商解决,由医患双方进行正常协商;二是申请医疗事故鉴定,《医疗事故处理条例》这一新条例对如何进行鉴定、医患双方要承担的义务和权利都做出明确规定,其操作性极强;三是到人民法院提起民事诉讼。

第一种方式:和解。所谓和解是没有第三方介入,双方当事人自己协商谈判,对各自诉讼权利和实体权利的处分。可分为诉讼前和解或诉讼中和解。如果是诉讼中和解的,应由原告申请撤诉,经法院裁定撤诉后结束诉讼,双方当事人再达成和解协议。由于和解协议不具有强制执行力,所以对双方的约束力很弱。实际生活中,当事人和解后反悔而提起诉讼的比较常见。在这种情况下,虽然原告不丧失起诉权,但通常丧失了胜诉权。因为除非和解协议符合《合同法》规定的无效合同或可撤销合同的法定情节,人民法院一般会认定和解协议合法有效,予以维持。

第二种方式:调解。调解是指在卫生行政机关、第三方法人或自然人,或者在法院的主持下,对当事人之间的医疗纠纷进行裁决的活动,分为诉讼外调解和诉讼中调解。诉讼外调解达成调解协议而形成的调解书,均无约束力。当事人反悔,可向人民法院起诉,情况与和解相似。诉讼中调解,则是发生在诉讼过程中,在法院主持下进行的调解,当事人达成协议并签收调解书的,调解书即生效,双方不能上诉,诉讼结束,调解书具有执行力。

第三种方式:诉讼。民事诉讼,是在案件当事人和其他诉讼参与人的参与下,经人民法院开庭审理,查明事实、适用法律,进行裁决的活动。医疗纠纷案件的事实查证和责任认定,通常需要医疗事故技术鉴定或司法鉴定,个别案例还需要尸体解剖检验，而这些工作，都是一审时需要完成的，所以一审至关重要。一审判决不利，二审或再审的难度极大。

另外，在普及患者法律知识的同时，患者也应提高自身文化道德修养，了解现代医疗技术水平仍有其一定的局限性，是不完美的。医学是一门经验性很强的科学，需要在实践中摸索前进，医疗领域本身，也充满着未知数和变数，加上医务人员的医疗技术水平也存在着差异，即使在医学飞速发展的今天，也没有哪一个医生或医院能给出百分之百的保障。相当一部分疾病原因不明、诊断困难，甚至有较高的误诊率，这就是医学的无奈。如果患方了解医学这方面的知识，那么在医疗过程中一旦出现风险意外，患方应该通过正当的途经，来"维护"自己的权益，而不是用各种"卑劣"手段扰乱医疗秩序。可能就会避免因治疗效果不满意，而殴打医护人员，从而造成违法行为。患方应该清楚，在与医生产生关系时，医生和患方在疾病面前应该是一条战壕中的战友，都是为了战胜疾病。因此，患方要理解医生的辛苦，使医患双方同心协力，战胜病魔。[27]

重建和谐——真诚推倒"那堵墙"

当前，我国深化医药卫生体制改革正在全面推进，各级单位和部门都在为构建和谐医患关系，进行积极探索，落实医改任务。许多医疗机构在改善医疗服务、公开医疗服务信息、建立医患沟通机制等方面，做了很多工作，取得了一定的成效。但也要十分清楚地认识到，医患关系说到底是人与人之间的关系，医患和谐根本上有赖于心与心的互动，除了继续加强制度和技术层面的工作外，更要加强医患互动交流，增进理解信任，尤其是医务人员要强化人文关怀，关注患者作为"人"的需要。

诚恳相待、精心施治，赢得患者信任

南京市六合区于某的儿子不小心被开水烫伤。当滚烫的开水倒在他娇嫩的小手上时，他手上的皮就像手套一样脱落了下来。当于某看到那一幕时，心里感受到了一生从未有过的刺痛，无法言语。

宝宝烫伤后，于某立即抱着他到了城北的一家大医院，医生对孩子的手进行处理后，用纱布层层包裹了起来，后来换了几次药，每次换完药后又把儿子的小手用纱布包起来。一个多月过去了，于某带着宝宝去医院换药，当打开缠在宝宝手上的纱布时，宝宝的小手跟脚蹼一样。她惊呆了，眼泪不自主地往下流。她问医生宝宝怎么会这样？医生只是不断地在安慰她，说过三个月到半年的时候手就不肿了，之后再做 2 次手术就能好了。但问到宝宝该如何手术，医生并没有告诉于某具体的治疗方案，孩子的手今后会怎么样。于某当时只感觉心很痛，很绝望。

回到家后，于某开始在网上查，向亲朋好友打听最好的治疗烫伤的医院。最后经过多处求医咨询，她感觉南京儿童医院的烧伤整形科好评是最多的，就抱着希望来到了南京儿童医院。

因为于某家住在六合，离市区比较远。那天她先让姐夫来到儿童医院帮忙挂了烧伤整形科沈卫民主任的号。因为堵车，于某中午十二点的时候还没有到，那时于某的姐夫在门诊跟沈主任说，请他等等，患儿一会就到，沈主任说没有关系。大概十二点四十的时候，于某及其家人终于赶到了儿童医院，令他们很感动的是，沈主任依然在诊室里等着，而且他很耐心地询问，并初步检查了宝宝的情况。令于某有些意外的是，沈主任并没有像之前的医生一样打保票，而是详细地跟他们讲了孩子的手术治疗方案，因为宝宝手部的瘢痕增生严重，需要经过多次手术修复。每次手术后孩子手部的功能，将恢复到什么程度？他甚至坦诚地告诉于某，宝宝的手可能经过多次手术治疗后，也不一定能够达到正常孩子那样，还要根据孩子的恢复情况再进行手术治疗。但是，他诚恳的态度让于某及其家人深深感动，让他们对面前的这个医生产生了信任，重新看到了希望，心里那块沉重的包袱似乎轻了许多。等沈主任跟他们讲完治疗方案，开好住院证的时候，于某看了下手表，已经一点多了，沈主任上了一上午的门诊还没有吃饭。

手术当天，看着宝宝被麻醉师推进手术室的那一刻，于某一家人心如刀割。手术做了一个半小时，宝宝被送回病房后，于某走到手术室门口想向为宝宝手术的沈主任说声“谢谢”，但是她在门口等了又等，还是不见沈主任出来。于某就去问护士，护士说医生正在给别的宝宝继续做手术。当时她就想，一个医生一天要为多少宝宝做手术？医者父母心，她第一次感觉如此的深刻。

说实话，第一次带宝宝到儿童医院看病时，于某的心情是复杂的，因为之前的那所医院，让她及她的家人对医生产生了不信任的感觉。但经历了宝宝在儿童医院第一次的手术后，她们信任了儿童医院，是因为医生的诚恳感动了她们。之后宝宝的第二次、第三次、第四次手术，她们仍然选择儿童医院，并且手术效果很明显，宝宝的小手恢复得一次比一次好。她们很开心。能够遇到沈主任这样的好医生，她们感到很幸运。[28]

只要医患之间多一点理解，又何愁不能“相安无事”呢？如果孩子的主治大夫都能像沈主任这样对患者进行耐心的检查和有效的沟通治疗方案，而不是胡乱用药，加上种种借口搪塞患者；又如果患者家属蛮横不讲理，拍桌打凳，破口大骂，甚至聚集十几个亲朋好友气势汹汹前来医院讨个“公道”，其结果就不会有以上的一幕了……

祖孙三代的信任

“健康所系，性命相托”，每个医护人员都不会忘记自己踏进医学殿堂之时起就默许的誓言，可是越来越多的医护人员却也同样陷入了如万丈深渊般让人心寒的“信任危机”，医患矛盾变得一触即发，医生、护士甚至被个别愤怒的患者拳打脚踢……

于是现实中的医护工作者们，小心翼翼，兢兢业业，如履薄冰，但其实不难发现，只要是真心的付出，收获也是多多的。这里，笔者要讲的是一个发生在祖孙三代和江苏省中医院肾科孙伟主任之间的故事，里面有太多的信任和沉甸甸的责任。

这祖孙三代祖籍浙江，已移居加拿大多年，最早就诊的是爷爷，高某，72岁，去年10月因“难治性肾病综合征”辗转几大医院后入住肾科。入住时严重水肿，大量腹水、胸腔积液，阴囊水肿，伴心衰，胸闷气喘，不能平卧，大量蛋白尿，病情危重。孙伟主任迅速作出指示，治疗上中西医结合疗法，标本兼治，予利尿、降压、抗凝、降蛋白、营养支持和中药辨证施治等处理，并利用血液透析帮助脱水，减轻心脏负荷。作为肾科医生心中都明白，患者高龄，基础病多，一般情况较差，同时又有先天性心脏病，血液透析是存在很大风险的，但由于利尿剂利尿效果不佳，如果不尽快行血液透析，患者随时可能因严重心衰而危及生命。孙伟主任和爷爷交谈，告诉他目前的病情和所要作出的决定。爷爷立即同意血液透析，并表态说：“孙主任，我来看病就是冲着您来的，我充分信任您，我把我的生命完全交给您，就按着您的治疗方案办吧。”虽然是普通的几句话，但在场的所有医护人员都感动了，这份信任、理解和配合，无比珍贵，对医护人员来说真的太重要太重要了，让他们感受到了肩上的责任，也让他们有了无穷的动力，让他们敢于计划周详，勇于承担风险。孙主任也没有说话，只是紧紧握住了爷爷的手。最终，通过积极的治疗，爷爷的病情好转，浮肿消退，尿蛋白转阴后出院。临走时，爷爷给孙主任深深地鞠了个躬……

爷爷的儿子，有高血压多年，平日工作繁忙，虽不到 50 岁，但两鬓已发白，人容易疲劳，睡眠差，因爷爷的病结识了孙伟主任，经过一段时间的接触，对孙伟主任的医术和医德都非常的敬佩。虽然生活在加拿大，有自己的家庭医生，但他仍坚持采用孙伟主任的中药及降压方案，平时通过 E-mail 与孙主任联系，每年回国都亲自来拜访。目前，精神等各方面都不错，血压也很平稳。

孙女体检时，发现镜下血尿，已多年，从爷爷和爸爸那里认识了孙伟主任。虽然已 20 多岁，但女孩较任性，心思重，不愿多提自己的病情，不同意做肾穿刺，不让用西药，让多家大医院的医生头痛。可能因为自己有个年纪相仿的女儿，也可能因为信任而产生的责任，孙主任反复与之沟通，减轻她的心理负担和心理压力，并通过中药辨证施治，病情有了明显的好转。现在她也是通过 E-mail 与孙主任保持联系，每年都会寄来异国的贺卡，美丽的风景，淡淡的祝福，却温暖着每个医护人员的心……[29]

不得不承认，医护工作者是个内心脆弱的集体，需要社会、媒体、患者及家属的信任、理解、尊重、支持和配合，而这些都是医护人员工作的精神支柱，前进的动力！

医学的发展离不开医生，也离不开患者，医生的努力和患者的配合，共同促进了医学发展。医生的天职是为患者服务，没有了患者，医生就失去了存在的价值；离开了医生，患者的健康就无法得到保障。医患双方应该是共同战胜疾病的战友和兄弟，应该相互理解，相互信任。作为医生，要主动关注患者的痛苦和感受，加强与患者交流，给予患者更多的人文关怀；作为患者，也应该理解医学的复杂性和医生的难处，对医生多一些信任和支持，尊重医生、理解医生。医患相互之间，要用真诚去感化对方，推倒医患之间那堵无形的墙，重归和谐！

注释：

[1] 庄一强. 医患关系思考与对策[M]. 中国协和医科大学出版社，2007. 263.

[2] 庄一强. 医患关系思考与对策[M]. 中国协和医科大学出版社，2007. 324.

[3] 吴刚. 医生开博客：医患交流新平台[N]. 健康报，2009 年 6 月 30 日.

[4] 96301——促进医患和谐的桥梁[EB/OL]. http://wsj. fuyang. gov. cn，2010-9-25.

[5] 哈医大一院细化医患沟通制度[EB/OL]. http://topic. xywy. com/wenzhang/20060616. html，2006-06-16.

[6] 李岩. 公立医院定位——公立医院院长的困惑与思考[J]. 医院管理论坛：19-21.

[7] 卫生部部长陈竺——医改要跟着百姓需求走[EB/OL]. http://www. moh. gov. cn，2011-03-11.

[8] 王桦. 医院文化管理[M]. 人民卫生出版社，2011 年.

[9] 卫生部统计信息中心. 2008 年中国卫生服务调查研究第四次家庭健康询问调查分析报告[R]. 中国协和医科大学出版社，2008.

[10] 王桦. 医院文化管理[M]. 人民卫生出版社，2011 年. [11] 避免因病致贫 我国建立重大疾病医疗保障制度[EB/OL]. http://www. moh. gov. cn，2011-08-03.

[12] 《2011 年公立医院改革试点工作安排》解读三：体制机制障碍有待突破[EB/OL]. http://www. moh. gov. cn. 2011-03-11.

[13] 柴丹，陈天明. 公立医院补偿机制改革的思考[J]. 江苏卫生事业管理，2011，(2)：25-27.

[14] 杨文怡. 新医改背景下基本医疗服务和基层医疗卫生机构关系探讨[J]. 医院管理. 2011，(2)：46-47.

[15] 汪志强. 我国基本医疗卫生服务的困境及其纾解[J]. 四川行政学院学报，2010，(4)4：15-17.

[16] 医药卫生中长期人才发展规划(2011—2020 年)[EB/OL]. http://www. moh. gov. cn. 2011-04-28.

[17] 郭小平. 医患要沟通 媒体要引导——医患纠纷报道的误区及其对策[EB/OL]. http://www. jxgdw. com，2004-03-16.

[18] 和谐医患：患者呼唤“温暖”服务[EB/OL]. http://www. qqyy. com，2010-03-15.

[19] 宁伯晓. 对我国当前医患关系的思考[D]. 华中师范大学，2008，5.

[20] 江西构建“绿色通道” 确立和谐医患关系[EB/OL]. http://www. jxnews. com. cn，2009-03-18.

[21] 殷培琴. 创建“医德医风示范医院”的实践与体会[J]. 医院管理，2010，(6)：1582.

[22] 易学明. 大医院院长——著名医院管理专家全国优秀院长手记[M]. 南京大学出版社，2012 年 1 月：171-172.

[23] 韩燕荣. 依靠法规走出医患纠纷怪圈[EB/OL]. http://www. legaldaily. com. cn，

2011-01-20.

[24] 宁伯晓. 对我国当前医患关系的思考[D]. 华中师范大学,2008,5.

[25] 周皓亮. 浙江宁波鄞州推出限价处方 医生开高价药将扣钱[N]. 钱江晚报,2010-11-11.

[26] 病人的自主权[EB/OL]. www. 39. net, 2003-12-12.

[27] 宁伯晓. 对我国当前医患关系的思考[D]. 华中师范大学,2008,5.

[28] 于一鸣. 诚恳相待、精心施治,赢得家长信任[A]. 江苏省卫生厅、江苏省广播电视总台. 真情与感动——江苏医患互动征文选[C]. 江苏科学技术出版社,2010,102-105.

[29] 王跃娟. 祖孙三代的信任[A]. 江苏省卫生厅、江苏省广播电视总台. 真情与感动——江苏医患互动征文选[C]. 江苏科学技术出版社,2010. 176-177.